PUHUA BOOKS

我们一起解决问题

外贸行业人才技能提升丛书

报检与报关业务
从入门到精通

许丽洁　主编

人民邮电出版社

北　京

图书在版编目（ＣＩＰ）数据

报检与报关业务从入门到精通 / 许丽洁主编. -- 北
京：人民邮电出版社，2020.11
（外贸行业人才技能提升丛书）
ISBN 978-7-115-54981-5

Ⅰ．①报… Ⅱ．①许… Ⅲ．①国境检疫－中国②进出
口贸易－海关手续－中国 Ⅳ．①R185.3②F752.5

中国版本图书馆CIP数据核字(2020)第187837号

内 容 提 要

随着全球经济贸易往来的高速发展，报检与报关成为外贸业务中越来越重要的组成部分。对于外贸从业人员来说，只有夯实报检与报关的基础知识，掌握报检与报关的操作流程和实务工作，才能提升从业技能，获得长远的发展。

《报检与报关业务从入门到精通》一书由商务部海外营销专家、具有二十多年外贸行业从业经验的资深顾问许丽洁老师主编，书中从报检与报关业务两个角度，通过六个章节的篇幅，对报检与报关业务涉及的关键知识点进行了详细的阐述。本书内容扎实，包含大量的流程、图表、案例、提示，读者可以拿来即用。

本书适合外贸从业人员、外贸行业创业者、希望加入行业的就业者，国际贸易、国际经济以及涉外专业方向的高校师生，各省、自治区、直辖市跨境电商综合试验区管委会及平台性企业工作人员阅读和使用。

◆ 主　　编　许丽洁
　　责任编辑　程珍珍
　　责任印制　彭志环

◆ 人民邮电出版社出版发行　　　北京市丰台区成寿寺路 11 号
　　邮编　100164　　电子邮件　315@ptpress.com.cn
　　网址　http://www.ptpress.com.cn
　　北京七彩京通数码快印有限公司印刷

◆ 开本：800×1000　1/16
　　印张：18　　　　　　　　　　2020 年 11 月第 1 版
　　字数：350 千字　　　　　　　2025 年 4 月北京第 15 次印刷

定　价：79.00 元

读者服务热线：（010）81055656　印装质量热线：（010）81055316
反盗版热线：（010）81055315

我国政府非常重视外贸的稳定发展。保障外贸产业链、供应链畅通运转，稳定国际市场份额，是我国发展对外贸易的当务之急。"把发展潜力和动能充分释放出来，需要深化对外开放和国际合作，稳住外贸外资基本盘。要保障外贸产业链、供应链畅通运转，稳定国际市场份额。要用足用好出口退税、出口信用保险等合规的外贸政策工具，保障外贸产业链、供应链畅通运转。"这是时代赋予外贸发展的新使命。

在我国改革开放的过程中，中小外贸企业在稳定经济、增加就业、发展对外贸易、加强技术创新、促进地方经济发展方面发挥了重要的作用。随着 2019 年全球国际贸易经济环境的变化，我国的中小外贸企业也面临着不同于以往的严峻的国际竞争和发展压力。

中小外贸企业若要走出困境，一方面离不开国家与地方政府在政策上的方向性引导与实际帮扶，另一方面更需要自身加强造血功能，在企业发展中，持续优化与改进管理体系，打造企业核心竞争力，以实现企业长远、健康发展的目标。

虽然未来一段时间内我们所面临的外贸形势严峻复杂，但不会改变我国外贸长期向好的趋势，我国中小外贸企业的创新意识和市场拓展能力都很强，我国在全球产业链、供应链中的地位将不会改变。

许丽洁老师主编的这套"外贸行业人才技能提升丛书"是顺应时代需求之作，是外贸从业人员的岗位工作指南，能够帮助外贸行业从业人员夯实基础知识、提升实操技能。这套丛书值得中小外贸企业、高校相关专业师生阅读和使用。

金旭

中国国际贸易学会会长
曾任中国驻英国大使馆公使衔商务参赞
商务部美洲大洋洲司前副司长

丛书序

2019 年 11 月 28 日，中共中央、国务院发布的《关于推进贸易高质量发展的指导意见》（以下简称《意见》）中提出要加强服务贸易国际合作，打造"中国服务"国家品牌。《意见》要求构建开放、协同、高效的共性技术研发平台，强化制造业创新对贸易的支撑作用；发挥市场机制作用，促进贸易与产业互动，推进产业国际化进程。

为了进一步提高贸易便利化水平，简化报检手续、便利企业通关，我国检验检疫部门已经启用全国检验检疫无纸化系统。经审核通过的无纸化报检企业按照不同的无纸化方式进行申报，对于贸易单证（合同、发票、提单、装箱单等），企业原则上采取自存方式；涉及贸易单证外的其他随附单证应上传至系统；检验检疫机构在受理报检、签证放行、检验检疫及监管过程中需要核验纸质随附单证的，企业应提交相关纸质单证。这极大地方便了外贸企业和外贸业务人员开展各项外贸业务，从而提升了行业效能。

然而，有些刚刚入行的外贸业务人员对该行业的了解不深，不知道应该如何开展外贸工作。为了继续优化与提升我国国际贸易竞争力，必须提升从业人员的业务能力。

基于此，我们组织编写了"外贸行业人才技能提升丛书"，其中包括《外贸业务全过程从入门到精通》《外贸跟单业务从入门到精通》《国际物流与货运代理从入门到精通》《报检与报关业务从入门到精通》《海外参展与营销从入门到精通》五本外贸人员需要的实操手册。

本套丛书的特点是内容全面、深入浅出、易于理解，尤其注重实际操作，对所涉业务的操作要求、步骤、方法、注意事项做了详细的介绍，并提供了大量在实际工作中已被证明行之有效的范本，读者可以将其复制下来，略作修改，为己所用，以节省时间和精力。

由于编者水平有限，书中难免会有疏漏之处，敬请读者批评指正。

第一部分　报检业务从入门到精通

第一章　报检业务基础知识... 3

　　报检是外贸进出口业务中的重要一环，是指出口前商品的生产、经营部门或进口商品的收货、用货或代理核运部门按照《中华人民共和国进出口商品检验法实施条例》的规定，向检验检疫机构申请办理检验、鉴定手续的程序。企业要做好报检业务，必须了解商品检验机构、报检单位、报检时间、报检地点及相关的报检制度。

第一节　外贸商检报验知识 5

　　一、报检和报检单位 5

　　二、商检货物 5

　　三、法定检验 6

　　四、报验时间和地点 7

　　五、报验所需的单证 8

　　六、商品检验检疫证书 9

第二节　电子检验检疫 11

　　一、电子申报 12

　　二、电子监管 13

　　三、电子放行 16

第三节　无纸化报检 18

　　一、无纸化企业享受的便利报检放行措施 18

第二章　出境货物报检 32

出境货物的报检方式通常分为三类，即出境一般报检、出境换证报检和出境预检报检。申请出境一般报检和出境换证报检的货物，其特点是已生产完毕、包装完好、堆码整齐、相关单据齐全，已具备出口条件；申请出境预检报检的货物，其特点是暂不具备出口条件。本章主要介绍出境货物的报检程序、内容、要求，并对各类产品分别进行详细介绍。

第三章　入境货物报检 63

入境货物报检是进口商品的收货、用货或代理核运部门按照《进出口商品检验法实施条例》的规定，向商检机构申请办理检验、鉴定手续。本章主要介绍入境货物报检的基础知识、业务流程、要求，并对进口商品的入境报检进行详细介绍。

报检员在掌握前三章所介绍的检验检疫相关知识、法律要求、流程后，接下来就需要了解出入境报检单的填写要求及在"互联网＋"背景下各项业务的操作指南，以便高效地完成报检工作，最终提升报检工作效率。

第二部分　报关业务从入门到精通

第五章　报关基础知识 ·· **137**

　　报关是履行海关进出境手续的必要环节之一。报关的作用主要是便于海关进行监管、征税、统计等工作。报关工作比较复杂，经营出口业务的企业要做好报关工作，首先必须对报关的相关概念、通关制度、便捷通关、无纸化通关等有一个初步的了解。

第六章　进出口货物报关实务

进出口企业应在法律规定的报关期限内，及早向海关办理申报手续，以保证准时装运。本章主要介绍报关中各项业务如进出口货物申报、配合海关查验、缴纳税费、海关放行等的实际操作步骤、方法及注意事项。

第一部分

报检业务从入门到精通

第 一 章

报检业务基础知识

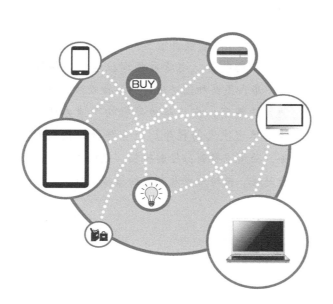

报检是外贸进出口业务中的重要一环，是指出口前商品的生产、经营部门或进口商品的收货、用货或代理核运部门按照《中华人民共和国进出口商品检验法实施条例》的规定，向检验检疫机构申请办理检验、鉴定手续的程序。企业要做好报检业务，必须了解商品检验机构、报检单位、报检时间、报检地点及相关的报检制度。

第一节 外贸商检报验知识

一、报检和报检单位

（一）报检的含义

进出口商品报检是指进出口商品的收发货人或其代理人根据《中华人民共和国进出口商品检验法》（以下简称《商检法》）和《中华人民共和国进出口商品检验法实施条例》（以下简称《商检法实施条例》）等有关规定，在检验检疫机构指定的地点和规定的期限内向出入境检验检疫机构申请对其进出口商品实施法定检验的程序。

（二）报检单位

出入境检验检疫报检单位有两类，即自理报检单位和代理报检单位。

1. 自理报检单位

自理报检单位是指经报检单位工商注册所在地辖区出入境检验检疫机构审查合格，办理过备案登记手续并取得报检单位代码后，自行办理相关的报检/申报手续的境内企业法人或其他报检单位。

2. 代理报检单位

代理报检单位是指经国家质检总局注册登记，受出口货物生产企业的委托或受进出口货物收发货人的委托或受对外贸易关系人等的委托依法代为办理出入境检验检疫报检/申请事宜的，在工商行政管理部门注册登记的境内企业法人。

二、商检货物

需要商检的货物分为以下几类。

（1）客户需要商检的货物：客户为保证自己收到的货物和合同订立的一致，会要求商家办理商检并出具商检单。

（2）出口国需要商检的货物：出口货物时，有些国家规定必须在出口前做商检。

（3）进口国需要商检的货物：进口国规定某些出口的货物必须检验。检验既可以在出口国进行，也可以在进口国进行。

当出现（1）和（3）的情况时，请事先与客户协商好。如果出现（2）的情况，企业可带着营业执照复印件到当地商检局做备案，这样以后就可以直接在商检局申请商检。

三、法定检验

（一）法定检验的含义

法定检验又称强制性检验，是指为了保护人类健康和安全、保护动物或植物的生命和健康、保护环境、防止欺诈行为、维护国家安全，由国家行政执法机构依照国家法律和行政法规规定的程序，对关系国计民生的进出口商品实施的强制性检验。

（二）法定检验的范围

我国现行的法律、行政法规或国际条约、协议规定，有一部分进出口商品及其运输工具必须经过商检机构的检验。经检验被判定为不合格的商品及其运输工具，不能出口或不能在国内销售、使用。这类商品及其运输工具的报验称为法定检验报验。

1. 进口商品法定检验范围

（1）列入《进出口商品检验种类表》（以下简称《种类表》）的进口商品。

（2）有关国际条约、协议规定须经商检机构检验的进口商品。

（3）其他法律、行政法规规定须经商检机构检验的进口商品。

2. 出口商品及其运载工具法定检验报验的范围

（1）列入《种类表》的出口商品。

（2）出口食品的卫生检验。

（3）贸易性出口动物产品的检疫。

（4）出口危险物品和《种类表》内商品包装容器的性能检验与使用鉴定。

（5）装运出口易腐烂变质食品的船舱和集装箱。

（6）有关国际条约、协议规定须经商检机构检验的出口商品。

（7）其他法律、行政法规规定须经商检机构检验的出口商品。

（三）商检机构受理鉴定业务的范围

根据《商检法》和《商检法实施条例》的规定，对外经济贸易关系人或者外国商检机构可以按照有关合同的约定或自身的需要，申请或委托商检机构办理进出口商品鉴定业务，签发鉴定证书。

商检机构受理鉴定业务的范围主要有：

（1）进出口商品的质量、数量、重量、包装鉴定和货载衡量；

（2）进出口商品的监视装载和监视卸载；

（3）进出口商品的积载鉴定、残损鉴定、载损鉴定和海损鉴定；

（4）装载出口商品的船舶、车辆、飞机、集装箱等运载工具的适载鉴定；

（5）装载进出口商品的船舶封舱、舱口检视、空距测量；

（6）集装箱及集装箱货物鉴定；

（7）与进出口商品有关的外商投资财产的价值、品种、质量、数量和损失鉴定；

（8）抽取并签封各类样品；

（9）签发价值证书及其他鉴定证书；

（10）其他进出口商品鉴定业务。

四、报验时间和地点

（一）进口

（1）属于法定检验范围内的进口商品，在到货后，收货人必须向卸货口岸或者报关地的商检机构办理登记，由商检机构在报关单上加盖"已接受登记的印章"，海关凭此验放。同时，收货人还必须在规定的检验地点和期限内，向商检机构报验。

（2）法定检验范围以外的进口商品，如果对外经济贸易合同或运输合同约定由商检机构检验，在到货后，收货人应依合同约定的检验地点向商检机构报验，如果合同没有约定检验的地点，则在卸货口岸、到达地或商检机构指定的地点向商检机构报验。

（3）大宗散装商品、易腐变质商品以及卸货时发现残损或者数量、重量短缺的商品，必须在卸货口岸或到达地向当地商检机构报验。

（4）需要结合安装调试进行检验的成套设备、机电仪产品以及在口岸打开包装检验后难以恢复的商品，可在收货人或用货人所在地向商检机构报验。

（5）属于法定检验范围以外的进口商品，如果对外经济贸易合同未约定由商检机构检验，商检机构应督促收货人验收并进行抽查检验。验收不合格需要凭商检机构检验证书索赔的，收货人应及时向所在地的商检机构申请检验出证。

（6）对关系国计民生、价值较高、技术复杂的重要进口商品和大型成套设备，收货人应当在对外经济贸易合同中约定，在出口国装运前进行预检验、监造或者监装，并保留到货后最终检验和索赔的权利。

（二）出口

（1）属于法定检验范围的出口商品，发货人应当于接到合同或信用证后、备货出口前，在商检机构指定的地点和规定的期限内向商检机构报验。属于法定检验范围以外的出口商品，如果对外经济贸易合同约定由商检机构检验的，也应按上述要求办理。

（2）属于在产地检验后需要在口岸换证出口的商品，发货人应在商检机构规定的期限内向口岸商检机构报请查验换证。

（3）对于盛装危险货物出口的包装容器及属于法定检验范围内的出口商品包装容器，包装生产企业应在将其交付有关商品生产企业使用之前向商检机构申报性能检验；在装货出口前，出口经营单位应向商检机构申报使用鉴定。

（4）对装运出口易腐烂变质的食品、冷冻品的船舱、集装箱等运载工具，承运人、装箱单位或代理人必须在装运前向商检机构申请清洁、卫生、冷藏、密固等适载检验。

（5）经商检机构检验合格的出口商品或其运载工具，逾期报运出口的，发货人或承运人必须向商检机构报验。

五、报验所需的单证

（一）进口

进口商品在报验时，一般应提供外贸合同、国外发票、提单、装箱单、进口货物到货通知单（也称"货物流向单"）等有关单证。

（1）申请品质、规格、安全检验的，还应提供国外的检验证书、使用说明书以及有关标准和技术资料。凭样品成交的，应提交成交样品。

（2）申请重量鉴定的，应提交国外的重量、水分检验证书和重量明细单。申请木材材积鉴定的，应提供国外的材积明细单。

（3）申请残损鉴定、载损鉴定、积载鉴定、海损鉴定的，应提供各程提单、海运散件货物港船交接时的理货残损溢短单、铁路商务记录、空运事故记录等。此外，船舶公司还应提供航海日志、海事报告、舱单、配载图、验舱证书、验舱报告等各种有关资料。

（4）申请外商投资财产价值、品种、质量、数量和损失鉴定的，应提供财产的明细单、发票及各种价值的证明、财产的已使用年限、财产的维修保养情况等各种有关的资料。

（5）在办理国内委托检验时，申请人除按要求填写"委托检验申请单"外，还应提供检验的样品、检验标准和方法。国外委托人在办理委托检验时，应提供有关函电、资料。

（二）出口

出口商品在报验时，一般应提供外贸合同（或售货确认书及函电）、信用证原本的复印件或副本，必要时提供原本。合同如果有补充协议的要提供补充的协议书；合同、信用证有更改的要提供合同、信用证的修改书或更改的函电。对签订有长期贸易合同而采取记账方式结算的，各外贸进出口公司每年都应将合同副本送交商检机构检验一次。申请检验时，只在申请单上注明合同号即可，不必每批都附交合同副本。凡属危险或法定检验范围内的商品，在申请品质、规格、数量、重量、安全、卫生检验时，必须提交商检机构签发的出口商品包装性能检验合格单证，商检机构凭此受理上述各种报验手续。

（1）凭此成交的商品，须提供经国外买方确认、双方签封或合同、信用证已明确须经商检机构签封的样品，对于临时看样成交的商品，申请人还必须将一份样品及其编号送交商检机构。对于服装、纺织品、皮鞋、工艺品等商品，在报验时还应提交文字表达不了的样卡、色卡或实物样品。

（2）属于必须向商检机构办理卫生注册和出口商品质量许可证的商品，报验时必须提供商检机构签发的卫生注册证书或出口质量许可证编号和厂检合格单。冷冻产品、水产品、畜产品和罐头食品等须办理卫生许可证时，必须交附商检机构签发的卫生注册证书和厂检合格单。

（3）经发运地商检机构检验合格的商品，需在口岸申请换证的，必须交附发运地商检机构签发的"出口商品检验换证凭单"（以下简称"换证凭单"）正本。

（4）经生产经营部门检验的商品，应提交其检验结果单。

（5）第一次检验不合格，经返工整理后申请重新检验的商品，应交附原来的商检机构签发的不合格通知单和返工整理记录。

（6）申请重量／数量鉴定的商品，应交附重量明细单、装箱单等资料。

（7）申请积载鉴定、监视装载的商品，应提供配载图、配载计划等资料。

（8）申请出口商品包装使用鉴定的商品，应交附商检机构签发的包装性能检验合格单。

（9）申请委托检验时，报验人应填写"委托检验申请单"，并提交检验样品、检验标准和方法。国外委托人在办理委托检验手续时还应提供有关函电、资料。

六、商品检验检疫证书

检验检疫证书是指进出口商品经政府机构或公证机构检验检疫或鉴定后出具的证明检验

检疫结果的书面文件。

（一）检验检疫证书的种类

根据进出境货物不同的检验检疫要求、鉴定项目和作用，我国检验检疫机构签发的检验检疫证书种类达 85 种以上，常见的如表 1-1 所示。

表 1-1　检验检疫证书的种类

序号	证书名称	证书说明
1	出入境检验检疫品质证书（Quality Certificate）	证明进出口商品的品名、规格、等级、成分、性能等产品质量实际情况的书面文件
2	出入境检验检疫数量检验证书（Quantity Certificate）	证明进出口商品的数量、重量，如毛重、净重等的书面文件
3	出入境检验检疫植物检疫证书（Phytosanitary Certificate）	证明植物基本不带有其他的有害物，且符合输入国或地区要求的书面文件
4	出入境检验检疫动物检疫证书（Animal Health Certificate）	证明出口动物产品经过检疫合格的书面文件，适用于冻畜肉、冻禽、皮张、肠衣等商品，且必须由主任兽医签署
5	出入境检验检疫卫生证书（Sanitary Certificate）	证明可供食用的出口动物产品、食品等经过卫生检疫或检验合格的书面文件，如肠衣、罐头食品、乳制品等
6	熏蒸 / 消毒证书（Fumigation/Disinfection Certificate）	证明出口动植物产品、木制品等已经过消毒或熏蒸处理，保证安全卫生的书面文件，如猪鬃、针叶木、马尾、羽毛、山羊毛、羽绒制品等
7	出境货物运输包装性能检验结果单（Inspection Sheet of Transport Packaging Performance of Outbound Goods）	适用于经检验合格的出境货物包装性能检验
8	残损鉴定证书（Inspection Certificate on Damaged Cargo）	证明进口商品残损情况的书面文件，供索赔时使用
9	包装检验证书（Inspection Certificate of Packing）	证明进出口商品包装情况的书面文件
10	温度检验证书（Certificate of Temperature）	证明出口冷冻商品温度的书面文件

（续表）

序号	证书名称	证书说明
11	船舶检验证书（Inspection Certificate on Tank /Hold）	证明装载出口商品的船舶清洁、牢固、冷藏效能及其他装运条件是否符合保护承载商品的质量和数量完整与安全要求的书面文件
12	货载衡量检验证书（Inspection Certificate on Cargo Weight and Measurement）	证明进口商品的重量、体积的书面文件，其是计算运费和指定配载计划的依据

（二）签发机构（人）

目前签发检验检疫单证的签发机构（人）主要包括国家法定的检验检疫机构、第三方检验检疫机构和客户自检三种。

（三）我国商检局出证的主要形式

我国商检局出证的主要形式为出境货物换证凭单。

产地商检局以电子数据的形式，将出境货物信息传输至出口口岸的商检局，由出口口岸的商检局办理换证凭单，供出口企业在报关时使用。出境货物换证凭单实行"一票一单"制。

第二节　电子检验检疫

中国电子检验检疫是国家电子政务十二个重点信息系统之一"金质工程"的重要组成部分。2000年，国家质检总局开发了综合业务管理系统，在全国范围内实现了电子报检、电子签证、电子转单。随着快速核放系统、电子审单系统、进境许可证系统、决策支持系统、电子身份认证系统、集装箱管理系统等信息化系统的不断开发和应用，检验检疫工作不断向电子信息化进程推进，并逐渐形成了由电子申报、电子监管、电子放行三部分组成的"三电工程"，中国电子检验检疫日趋成熟。

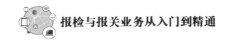

一、电子申报

电子申报是指报检人使用电子报检软件，通过检验检疫电子业务服务平台将报检数据以电子方式传输给检验检疫机构，经检验检疫业务管理系统和检验检疫工作人员处理后，再将受理报检信息反馈给报检人，从而实现远程办理出入境检验检疫报检业务的过程。

（一）电子报检的申请

申请电子报检的报检单位应具备下列条件：

（1）遵守报检的有关管理规定；

（2）已在检验检疫机构办理报检人登记备案或注册登记手续；

（3）具有经检验检疫机构培训考核合格的报检员；

（4）具备开展电子报检的软硬件条件；

（5）在国家质检总局指定的机构办理电子业务开户手续。

（二）报检单位申请电子报检时应提供的资料

（1）报检单位备案或注册登记证明复印件。

（2）"电子报检登记申请表"。

（3）"电子业务开户登记表"。

（三）实施电子报检后的工作流程

1. 报检环节

对报检数据的审核，企业应先采取"先机审，后人审"的程序进行。企业发送电子报检数据，电子审单中心按计算机系统数据规范和有关要求对数据进行自动审核，对不符合要求的，反馈错误信息；对符合要求的，将报检信息传输给受理报检员，由其进行再次审核，审核通过后将成功受理报检信息同时反馈给报检单位和施检部门，并提示报检企业与相应的施检部门联系检验检疫事宜。

出境货物受理电子报检后，报检人应按受理报检信息要求，在检验检疫机构施检时，提交报检单和随附单据。

入境货物受理电子报检后，报检人应按受理报检信息的要求，提交报检单和随附单据。

电子报检人对已发送的报检申请需更改或撤销报检时，应提交更改或撤销报检申请，检验检疫机构按有关规定办理。

2. 施检环节

报检企业接到报检成功信息后，按信息中的提示与施检部门联系检验检疫事宜。在现场检验检疫时，报检企业应将通过报检软件打印的报检单和全套随附单据交施检人员审核，若经审核不符合要求，施检人员通知报检企业立即更改，并将不符合情况反馈给受理报检部门。

3. 计费

计费由电子审单系统自动完成，报检单位接到施检部门转来的全套单据后，对照单据进行计费复核。报检单位逐票或按月缴纳检验检疫等有关费用。

4. 签证与放行

签证部门按规定办理签证与放行手续。

（四）电子报检应注意的问题

（1）报检人应确保电子报检信息真实、准确，不得发送无效报检信息。报检人发送的电子报检信息与提供的报检单及随附单据有关内容应保持一致。

（2）报检人须在规定的报检时限内将相关出入境货物的报检数据发送至报检地检验检疫机构。

（3）对于合同或信用证中涉及检验检疫特殊条款和特殊要求的，报检人须在电子报检申报中同时提出。

（4）实行电子报检的报检人的名称、法定代表人、经营范围、经营地址等发生变更时，报检人应及时联系当地检验检疫机构办理变更登记手续。

二、电子监管

（一）电子监管概述

出口货物电子监管是指对企业生产、加工、储运、处理等过程和实验室检测、产品质量控制等工作实施全面的电子化管理，实现检验检疫与企业信息共享、互动的监管方式。

进口货物电子监管是指对货物装运前的检验检疫信息、货物舱单信息以及检验检疫后续监督信息实施电子化管理，实现检验检疫与港区作业部门、海外检验公司以及企业等信息共享、互动的监管方式。

（二）电子监管的内容

（1）建立检验检疫法律、法规、标准和风险预警管理信息系统，为开展检验检疫工作提供支持和帮助。

（2）建立企业及产品管理系统，实现企业及产品的审批、许可、注册、备案、登记管理电子化，为检验检疫工作提供支持。

（3）建立质量管理系统，结合企业分类管理活动，对影响出口产品质量的生产企业管理体系进行评估，帮助企业提高自身管理水平，从根本上改善出口产品质量。

（4）完善检验检疫监督管理系统，对出口货物，检验检疫监督管理人员应深入到控制出口产品质量的关键环节中去，从源头抓产品质量，实现出口产品监管工作的前推；对进口货物，检验检疫监督管理人员应前推到装运前检验和检疫的关键监控环节中，后移到后续的监督管理中。

（5）建立企业出口产品过程监控系统。合理选择过程监控项目和参数，规范企业端数据采集，通过数据监控和关键控制点的视频监控，对在线数据、实验室数据和视频数据等影响出口产品质量的关键数据进行采集，通过数据关联实现对不合格产品的可追溯，并实时调用所采集的信息，完成企业产品评定。

（6）建立进出口产品合格评定系统。在货物风险分析的基础上，综合各方面信息，完成货物合格判定工作。对于实施生产过程监控的出口货物，实现报检批与生产批的综合批次管理，将企业出口报检信息与企业生产监控信息有机关联；对于实施装运前检验检疫的进口货物，将企业进口报检信息与装运前监控信息有机关联。

（7）建立进出口货物质量分析系统，实现对货物质量的全面分析和快速反应机制，解决未能解决的质量分析问题，为决策部门提供支持。

（8）完善口岸检验检疫机构与产地检验检疫机构的信息交流，强化对出口货物运输过程的监管、对货物的核放情况的监控和对进口货物的后续管理。

（9）建立电子监管系统的抽样评定规则库，实现对企业抽样的管理、评定以及验证抽样的管理和自动提示；支持检验检疫工作人员的业务操作。

（10）实现电子监管系统与出入境检验检疫其他系统的充分整合，以推动出入境检验检疫全过程的电子化进程，形成一个完整的检验检疫电子网络。

（三）进口快速查验

电子监管系统中有三类进口快速查验子系统。

1. 适用于海港的电子验放子系统

该子系统充分利用港区船舶、集装箱、货物信息流，主动监控检验检疫对象，实现电子申报核查、快速查验、电子闸口管理等目标。

适用于海港的电子验放子系统可实现以下功能：

（1）根据检验检疫的要求，该子系统对来自非疫区、无木质包装的货物，实现申报核查、快速放行；

（2）对来自疫区和须查验的集装箱向港区作业部门发送查验／卫生处理指令，实现信息共享，检验机构与进口企业协同查验／处理；

（3）对无须港区内查验的或须查验并已经检验检疫完毕的，该子系统向港区作业部门发送电子放行指令，实现电子闸口管理。

该子系统可使检验检疫对象以"最短的时间、最少的移动、最低的成本"完成通关。

2. 适用于陆运口岸的电子申报快速查验子系统

适用于陆运口岸的电子申报快速查验子系统可实现以下功能：

（1）在实施检验检疫电子通关后，在没有设置通道检验检疫闸口的前提下，要利用海关通道自动核放系统闸口来为检验检疫执法把关，实现快速验放和有效监管。

（2）提前受理企业报关审单，当通道无人值守、车辆经过海关通道时，通过采集车辆 IC卡和司机 IC 卡的数据，计算机自动控制闸口的开启。

（3）对于已提前报关且审单通过的货物，当车辆通过通道时，闸口自动开启，车辆自行通过；当属于布控车辆时，闸口不能开启，同时该子系统发出报警信息，由海关关员手动打开闸口，将车辆指引到指定地点待查。

3. 适用于空港普通货物和快件的电子验放子系统

适用于空港普通货物和快件的电子验放子系统具有以下功能：

（1）通过电子审核，利用空港数据平台提供的货物空运总运单、分运单以及申报人在网上确认补充的相关检验检疫数据等信息资源，对已经在检验检疫机构电子申报的有关数据或申报人网上确认的信息进行核查，对未申报或申报不实的进行锁定，达到防止逃漏检的目的；

（2）通过审核实现有关货物的检疫预处理，避免货物的多次移动，加快通关速度，提高物流效率；

（3）实现对空运进口货物的分类、统计功能；

（4）通过电子查验，实现施检货物电子信息在检验检疫内部的传递；

（5）通过快件子系统将施检信息反馈给相关企业；

（6）通过空港数据平台对检验检疫和海关须共同查验的信息进行共享，实现关检协同查验，最终实行电子放行。

（四）出口快速核放

快速核放是指检验检疫机构对部分质量稳定、质量管理水平高的且有在有效监管期内的

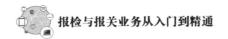

企业的出口货物，实施快速验放的做法。目前，实施快速核放的产品主要是质量较稳定的工业产品。

检验检疫机构根据对出口货物的监管情况，确定符合快速核放的货物的范围，并对符合快速核放条件的货物确定一定的抽查检验比例。

报检人通过电子申报软件发送报检信息时，系统将对报检信息与有关要求进行比对，如果符合快速核放且无须抽查检验，系统将自动实行快速验放。

三、电子放行

（一）电子通关

为了确保检验检疫机构对出入境货物的有效监管，加快进出口货物通关速度，国家质检总局和海关总署开发了电子通关单联网核查系统。该系统采用网络信息技术，将检验检疫机构签发的相关单证电子数据传输到海关计算机业务系统，海关将报检报关数据比对确认相符后，予以放行。

电子通关方式相比传统的通关方式具有信息共享、方便、快捷、准确的特点，企业可以在企业端通过电子申报进行电子报检，检验检疫机构放行的信息到达海关后，海关经核查无误即可放行，这不仅加快了通关速度，而且有效控制了报检数据与报关数据不符问题的发生。同时，电子通关能有效遏制不法分子伪造、变造相关单证的不法行为。

（二）电子转单

电子转单是指通过系统网络，将产地检验检疫机构和出境口岸检验检疫的相关信息相互连通，即产地检验检疫机构将出境货物检验检疫合格后的相关电子信息传输到出境口岸检验检疫机构，入境口岸检验检疫机构将相关电子信息传输到产地检验检疫机构实施检验检疫的监管模式。

1. 出境电子转单程序

（1）产地检验检疫合格后，产地检验检疫机构应及时将相关信息传送到电子转单中心。传送内容包括报检信息、签证信息和其他相关信息。

（2）产地检验检疫机构以书面方式向出境口岸检验检疫关系人提供报检号、转单号和密码。

（3）按《口岸查验管理规定》需要核查货证的，出境口岸检验检疫关系人应配合出境口岸检验检疫机构完成核查工作。

2. 实际办理"出境电子转单"时的注意事项

实际办理"出境电子转单"时的注意事项如表 1-2 所示。

表 1-2 实际办理"出境电子转单"时的注意事项

情形	注意事项
暂不实施电子转单的情形	出境货物产地预检，但出境口岸不明确的
	出境货物需要到口岸检验检疫机构报批的
	出境货物按规定需要在口岸检验检疫机构出证的
	出境货物产地预检后，发生更改内容的
	其他有关规定不适合电子转关的
实施电子转单后查验的情形	报检单位应配合口岸机构查验，不要提供过时的数据信息，不要留下不良记录
	一般口岸核查货证比例为申报批次的 1% ~ 3%
实施电子转单后更改，口岸机构予以更改的情形	对运输造成的包装破损或短装等原因需要减少数量、重量的
	需要在出境口岸更改运输工具名称、发货日期、集装箱规格和数量的
	申报总额按有关比例换算或变更申请总值不超过 10% 的
	经口岸检验检疫机构和产地检验检疫机构同意更改有关内容的

3. 入境电子转单程序

（1）对入境口岸办理通关手续、需要到目的地实施检验检疫的货物，口岸检验检疫机构通过网络将相关信息传送到电子转单中心。传送内容包括报检信息、签证信息和相关内容。

（2）入境口岸检验检疫机构以书面方式向入境关系人提供报检号、转单号和密码。

（3）目的地检验检疫机构应按时接收国家质检总局电子转单中心发出的相关电子信息并反馈收到信息。

（4）入境地检验检疫关系人凭报检号、转单号和密码向目的地检验检疫机构申请检验检疫。

（5）目的地检验检疫机构根据电子转单信息，通过国家质检总局电子转单中心将入境检验检疫关系人未在规定期限内办理报检的有关信息反馈给口岸检验检疫机构，以便其采取相应措施进行处理。

第三节 无纸化报检

无纸化报检是指检验检疫机构根据企业信用状况和货物风险分析，改变原来验核纸质单证受理报检的方式，直接对企业申报的电子报检数据进行无纸化审核。符合条件的报检企业实施电子报检后，对通过集中审单系统和电子监管系统校验而未被系统拦截的，无需向检验检疫机构提供纸质报检资料，直接凭报检号办理签证放行手续，达到提高通关放行效率的目的。

无纸化报检仅限于报检及签证放行等通关环节的管理，不改变现行业务管理要求。

一、无纸化企业享受的便利报检放行措施

（1）可以通过国家质检总局认可的电子申报企业端软件向检验检疫机构发送报检数据项，免于提交出入境报检单。

（2）合同、发票、装箱单、提单、信用证等贸易性单证由企业自行建档保存，报检时可不向检验检疫机构提交，特殊条款应在报检单备注栏中加以说明。

（3）首次报检委托书、符合性声明、第三方检测报告、加工贸易合同等可多次使用的随附资料时，企业应将其提交检验检疫机构确认备案后自行留存，再次报检时免于提交纸质资料。

（4）报检时可不提交强制性认证证书，以及企业注册／备案／许可证等检验检疫机构签发的相关证书，只申报证书号码。

（5）进口货物时，出口国官方机构与国家质检总局签署证书无纸化合作协议的，报检时可不提交检验检疫证书，只需申报证书号码。

（6）入境流向报检的货物，企业可凭口岸局的电子转单号或报检号到目的局办理报检业务，不再提供相关纸质单据。

（7）实施报关单无纸化的，检验检疫机构不再签发纸质报关单，直接发送报关单电子数据。

（8）无纸化企业可将留存的报检随附单证转化为电子文件发送检验检疫机构指定平台保存。

二、无纸化报检企业的条件与要求

企业向报检所在地检验检疫机构提出无纸化报检申请，经检验检疫机构核准后取得无纸化企业资格。无纸化报检企业可以在检验检疫机构确定的业务范围内实施无纸化报检。

（一）无纸化报检企业应具备的条件

实施无纸化报检的企业需符合以下条件。

（1）进出口企业诚信管理系统中评定为C级及以上，出口工业产品企业分类管理类别为三类（或参照三类管理）以上的自理报检企业。

（2）建立了有效的报检批次可追溯性体系，可通过"无纸化报检批次清单"有效追溯到货物生产及出口相关记录。

（3）严格遵守检验检疫法律法规，两年内无行政处罚记录。

无纸化报检的业务范围暂限于自营出口的生产企业自理报检。

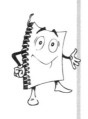

不可实施无纸化报检的情形：
（1）未通过电子监管的报检批；
（2）援外物资、市场采购物品；
（3）须实施装船前检验的出口货物；
（4）需出具换证凭单或检验检疫证书的货物；
（5）涉及两个以上施检部门，须分单检验的货物；
（6）根据国家质检总局规定不适用无纸化报检的其他情形。

（二）无纸化报检企业应遵守的诚信管理要求

（1）应提交真实全面的电子数据，对有关电子数据和电子单证承担法律责任，并在申请时做出书面承诺，承诺书样例如下。

无纸化报检企业承诺书

本企业_____（企业名称及报检单位备案编号）出入境检验检疫信用等级为B级，现自愿申请无纸化报检方式，并郑重承诺：

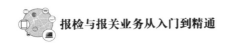
（续）

一、遵守出入境检验检疫法律法规及有关规定，依法报检；

二、严格按照要求提交报检单证和电子数据，保证报检单证和电子数据真实、准确，与对应纸质单据一致，并保证所有通过本企业在"××检验检疫无纸化报检管理系统"中注册用户名下传递的电子单据或电子数据皆为本企业所有，并对其有效性和真实性负责，承担因电子单据或电子数据的真实性和有效性所引发的任何法律责任；

三、严格按照要求建立完善、有效、可追溯的报检档案管理制度；

四、自觉接受检验检疫机构的监管，检验检疫机构需要审核纸质单证或调阅报检档案的，积极予以配合。

企业法定代表人／负责人签名：

日期：

企业公章：

（2）应按照检验检疫机构的要求对留存报检随附单据建档保存，保管期限为进境2年、出境3年。档案保管期间，检验检疫机构可根据工作需要调阅，企业应积极配合。

（3）应自觉接受检验检疫机构监管，如发生不如实报检及其他违反检验检疫法律法规等行为的，检验检疫机构视情节轻重取消或暂停其无纸化报检资格。无纸化报检资格取消半年后方可重新申请。

（三）无纸化报检企业的管理要求

无纸化报检企业要加强对无纸化报检工作的管理。

（1）企业必须指定专人负责电子报检数据的录入和审核工作，确保报检数据的准确性，以及单单一致、货证相符。

（2）企业必须指定专人负责并妥善保管报检单据，加强归档资料的管理，确保报检单据存放有序、调阅方便，同时保管环境须达到防盗、防潮、防鼠、防虫等要求。

（3）有需要核销的单证（如包装性能结果单、偶氮检测报告等），报检员应认真做好核销记录工作，并复印留存；将核销完结的单证原件与报检单据一并归档。

（4）企业报检员应在每月前5个工作日内将上月报检单据送检验检疫相关检务部门归档，并于每月底缴纳当月检验检疫费用。

（5）企业应接受检验人员或检务人员对报检资料所进行的检查核对，并做好相关配合工作。

三、企业申请无纸化报检的审批程序

无纸化报检由企业自愿申请实施，无纸化报检申请由辖区对应检务科受理。申请无纸化报检的企业，需向辖区检务科提交以下申请资料：

（1）"无纸化报检申请表"；

（2）企业报检批次的追溯体系和追溯路径说明文件；

（3）企业报检资料管理制度。

无纸化报检申请通过审批后，出入境检验检疫局以《无纸化报检申请结果告知单》形式通知申请企业。

四、无纸化报检的实施

（一）无纸化报检的实施方式

企业可以通过申报数据化、一次性备案、电子文件上传等多种方式实施无纸化报检，具体如图 1-1 所示。

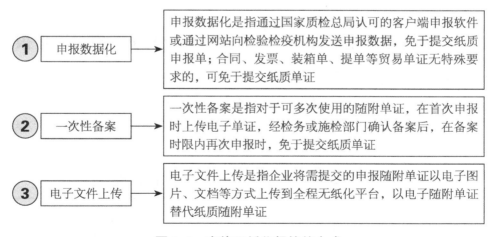

① 申报数据化	申报数据化是指通过国家质检总局认可的客户端申报软件或通过网站向检验检疫机构发送申报数据，免于提交纸质申报单；合同、发票、装箱单、提单等贸易单证无特殊要求的，可免于提交纸质单证
② 一次性备案	一次性备案是指对于可多次使用的随附单证，在首次申报时上传电子单证，经检务或施检部门确认备案后，在备案时限内再次申报时，免于提交纸质单证
③ 电子文件上传	电子文件上传是指企业将需提交的申报随附单证以电子图片、文档等方式上传到全程无纸化平台，以电子随附单证替代纸质随附单证

图 1-1 实施无纸化报检的方式

（二）无纸化报检的业务操作

（1）报检员按照报检规定备齐报检单据后，向检验检疫机构发送完整的电子报检数据，并按月建立无纸报检批次清单。

无纸化报检批次清单与一般报检单具有同等效力，检验检疫机构收到无纸化报检批次清单视同收到正式报检申请。企业应承担以无纸化报检模式发送报检申请所带来的相关法律责任。

无纸化报检批次清单中只应包含未被系统拦截批次，不得混入系统拦截的报检批，被拦截报检批应单独打印报检单，并按照传统流程办理相关业务。

报检员填写无纸化报检批次清单时，应填写报检批次，并在"报关关区"栏目中注明报关关区。

（2）电子报检成功后，报检员应填写"出境货物无纸化报检明细表"，并将其传真至检验检疫相关检务部门。

（3）检务部门接到传真后，转施检部门审核、签字。

（4）检务部门根据施检部门的意见，立即审核电子报检数据，对符合条件的实施计费、制单，并在"出境货物无纸化报检明细表"的有关栏目内填写相应内容。

（5）报检员或企业委托的代理人凭"出境货物无纸化报检明细表"到检务部门领取报关单或换证凭单。

（6）如需要更改证单，须填写更改申请单，由施检部门及检务部门审核同意后，检务部门办理更改手续。

五、海关新无纸化平台——"中国国际贸易单一窗口"申报

根据海关总署无纸化单据申报业务改革安排，自 2020 年 8 月 6 日起，在天津、山东、山西、吉林、甘肃、江苏、浙江、福建、深圳等 9 个地区启用海关新无纸化平台——"中国国际贸易单一窗口"（以下简称"单一窗口"）。2020 年 8 月 15 日起又有四个地区启用海关新无纸化平台，如表 1-3 所示。

表 1-3 "单一窗口"启用海关新无纸化平台的地区

切换批次	切换日期	切换地区	备注
第一批	2020 年 8 月 6 日起	天津、山东、山西、吉林、甘肃、江苏、浙江、福建、深圳等 9 个地区	企业办理入境检验检疫无纸的随附单据申报、出境检验检疫无纸化随附单据申报、出境集装箱适载无纸化随附单据申报、出境包装无纸化随附单据申报，需通过国际贸易"单一窗口"进行申报，其他渠道申报的无纸化随附单据，海关新无纸化平台将无法进行受理
第二批	2020 年 8 月 15 日起	广东省、陕西省、四川省、内蒙古自治区（除满洲里海关管辖地区外）4 个地区	

以上地区从 2020 年 8 月起开始启用海关系统中的"单一窗口申报无纸化报检申报入口"，具体如图 1-2 和图 1-3 所示

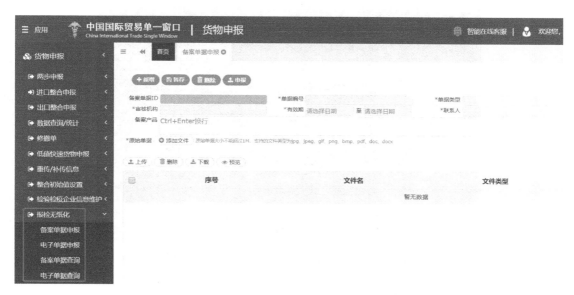

图 1-2　单一窗口申报无纸化报检申报入口（1）

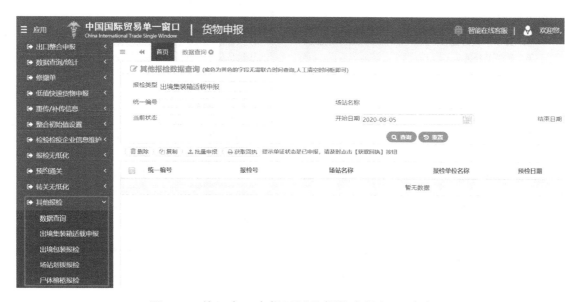

图 1-3　单一窗口申报无纸化报检申报入口（2）

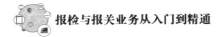

有关海关系统中的单一窗口申报无纸化报检申报具体问题可以在系统中参考"单一窗口标准版用户手册",如图 1-4 和图 1-5 所示。

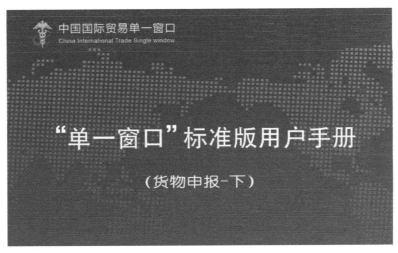

图 1-4　"单一窗口标准版用户手册"页面

目　录

图 1-5　"单一窗口标准版用户手册"目录

第四节 关检合并业务融合

十三届全国人民代表大会第一次会议审议批准了国务院机构改革方案,2018 年 3 月 22 日,国务院正式发布了《国务院关于机构设置的通知》(国发〔2018〕6 号)。根据此通知,原国家质检总局的出入境检验检疫管理职责和队伍划入海关总署。法律、行政法规规定的由出入境检验检疫机构行使的权力、履行的职责,统一由海关来行使,这不仅是执法主体的改变,也带来了进出境监管理念、业务操作、执法流程等一系列变革。

自 2018 年 4 月 20 日起,出入境检验检疫系统统一以海关名义对外开展工作,一线旅检、查验和窗口岗位要统一上岗、统一着海关制服、统一佩戴关衔。

一、旅检监管

(一)关于作业流程及环节

旅检现场海关与检验检疫部分作业环节予以合并,具体如下。

入境:海关现有申报、现场调研、查验、处置 4 个环节,检验检疫现有卫生检疫、申报、现场调研、查验、处置 5 个环节,共计 9 个环节,合并 4 个环节,保留卫生检疫、申报、现场调研、查验、处置 5 个环节。

出境:海关现有申报、现场调研、查验、处置 4 个作业环节,检验检疫现有卫生检疫、现场调研、查验、处置 4 环节,共计 8 个环节,合并 3 个环节,保留卫生检疫、申报、现场调研、查验、处置 5 个环节。

(二)关于现场作业场所和检查设备

对于处于同一区域的海关旅检现场和检验检疫作业现场,通道直接合并,取消"一机两屏",实施"一屏"作业;对于分设卡口、分设通道的小车通道(如皇岗旅检口岸),直接予以合并;功能基本相同的检查设备合并使用,具有检疫专门作业要求的体温监测设备、检疫犬、负压隔离室等保留使用。

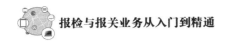

（三）关于人员、标识和政策宣传设施

负责旅检业务的检验检疫和海关科室（组）及人员合并工作；将现海关、检疫政策宣传内容、设施予以整合，旅检现场统一使用海关标识，撤除检验检疫标识，以不引起旅客产生歧义为出发点，既要避免出现两个环节，也要避免缺位。

二、通关作业"三个一"

（一）一次申报

在海关现有通关作业信息化系统尚未进行整合的情况下，通过"单一窗口"实现一次申报，统一通过"单一窗口"实现报检；进一步加大"单一窗口"标准版的推进力度，提高主要申报业务覆盖率，覆盖范围涵盖检验检疫。

（二）一次查验

海关现有查验指令下达、实施查验、查验结果异常处置 3 个环节，检验检疫现有查验指令下达、进出口商品检验、后续处置 3 个环节，共计 6 个环节，合并 3 个环节，保留查验指令下达、实施查验、查验结果异常处置 3 个环节。

整合查验场地，负责查验业务的检验检疫与海关科室（组）及人员合并工作，形成统一的查验作业队伍及流程，关检双方的布控查验系统同步运行，在同一时间段内对碰各自系统下发的查验指令，对于对碰成功的，根据查验指令随机派具备查验、检验检疫技能的相应人员实施作业，避免重复查验；对于对碰不成功的，根据现有作业流程实施作业。

（三）一次放行

收发货人凭海关放行指令提离货物，海关向监管场所发送放行指令，在放行环节对碰，实现一次放行。

三、运输工具登临检查

（一）关于作业流程及环节

目前，国际航行船舶登临检查作业由海事部门牵头，会同海关、边防、检验检疫等部门共同实施。海关现有登临检查 1 个环节，检验检疫现有卫生检疫、登临检查 2 个环节，共计 3

个环节，合并 1 个环节，保留卫生检疫、登临检查 2 个环节。

负责运输工具登临检查业务的检验检疫和海关科室（组）及人员合并工作，形成统一的运输工具监管队伍，统一指挥，根据运输工具检查不同要求（卫生检疫、动植物检疫、登临检查等）安排调度各种专业人员实施作业。

其他运输工具登临检查按上述原则实施。

（二）关于检查设备

保留各类专业设备，结合运输工具检查要求统一调配使用。

四、辐射探测

（一）关于作业流程及环节

辐射探测业务现场海关与检验检疫部分作业环节予以合并，具体如下：海关辐射探测出入境现有一检、二检、人工手持设备检测、后续处置 4 个环节，检验检疫现有一检、二检、定量数据鉴定、取样化验、后续处置 5 个环节，共计 9 个环节，合并 4 个环节，保留一检、二检、人工手持设备检测、取样化验、后续处置 5 个环节。

（二）关于现场作业场所和检查设备

按照一次探测的原则，对于海关与检验检疫的辐射探测场所处于同一区域的，场所与设备予以合并；对于海关与检验检疫的辐射探测场所不处于同一区域的，根据实际情况保留能够履行海关和检验检疫职责的场所和设备；检验检疫定量数据检测等专业设备保留使用。

（三）关于人员、标识和政策宣传设施

负责辐射探测业务的检验检疫和海关科室（组）及人员合并工作；将现海关、检疫政策宣传内容、设施予以整合，辐射探测现场统一使用海关标识，撤除检验检疫标识。

五、邮件监管

（一）关于作业流程及环节

邮件监管业务现场海关与检验检疫部分作业环节予以合并，具体如下：海关现有总包监管、关封和路单监管、邮封监管、邮件装卸监管、邮件开拆监管、移送海关监管区监管、机检查验、

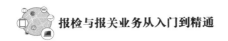

人工开拆、处置、放行 10 个环节，检验检疫现有总包邮袋消毒、接收邮件、放射性检查、机检查验、人工开拆、处置、封发转出 7 个环节，共计 17 个环节，合并 5 个环节，优化为总包监管、关封和路单监管等 12 个环节。

（二）关于现场作业场所和检查设备

海关邮运监管现场和检验检疫作业现场，直接合并作业，取消"一机两屏"，实施"一屏"作业；功能基本相同的检查设备合并使用，辐射探测仪、检疫犬、特殊库房和其他检验检疫功能设备保留使用。

（三）关于人员、标识和政策宣传设施

负责邮件监管业务的检验检疫和海关科室（组）及人员合并工作；将现有海关、检疫政策宣传内容、设施予以整合，辐射探测现场统一使用海关标识，撤除检验检疫标识。

六、快件监管

（一）关于作业流程及环节

海关现有申报、机检查验、开箱查验、放行 4 个环节，检验检疫现有动植物检疫、申报、机检查验、开箱查验、放行 5 个环节，共计 9 个环节，合并 4 个环节，优化为动植物检疫、申报、机检查验、开箱查验、放行 5 个环节。

（二）关于现场作业场所和检查设备

整合关检快件监管查验场地，统一调配使用设备。

（三）关于人员、标识和政策宣传设施

负责快件监管业务的检验检疫和海关科室（组）及人员合并工作；将现有海关、检疫政策宣传内容、设施予以整合，辐射探测现场统一使用海关标识，撤除检验检疫标识。

七、报关、报检企业资质一次注册

海关进出口货物收发货人和检验检疫报检企业的范围和数量大致相同，且大部分都是进出口货物收发货人，实施一次注册取得报关和报检两个资质。

（一）企业报关、报检资质合并范围

（1）将检验检疫自理报检企业备案与海关进出口货物收发货人备案，合并为海关进出口货物收发货人备案。企业备案后同时取得报关和报检资质。

（2）将检验检疫代理报检企业备案与海关报关企业（包括海关特殊监管区域双重身份企业）注册登记或者报关企业分支机构备案，合并为海关报关企业注册登记和报关企业分支机构备案。企业注册登记或者企业分支机构备案后，同时取得报关和报检资质。

（3）将检验检疫报检员备案与海关报关员备案合并为报关员备案。报关员备案后同时取得报关和报检资质。

具体办理上述业务的现场（以下简称"业务现场"）相关信息由各直属海关对外公告。企业向海关办理其他注册登记或者备案业务的，暂时按照原有模式办理。

（二）新企业注册登记或备案业务办理方式

自 2018 年 4 月 20 日起，企业在海关注册登记或备案后，将同时取得报关和报检资质。

1. 注册登记或备案申请

企业在互联网上办理注册登记或备案的，应当通过"单一窗口"标准版"企业资质"子系统填写相关信息，并向海关提交申请。企业申请提交成功后，可以到其所在地海关任一业务现场提交申请材料。

企业同时办理报关员备案的，应当在"单一窗口"相关业务办理中，同时填写报关员备案信息。其中，报关员身份证件信息应当填写居民身份证相关信息，"单一窗口"暂时不支持使用其他身份证件办理报关员备案。

除在"单一窗口"办理注册登记或者备案申请外，企业还可以携带书面申请材料到业务现场申请办理相关业务。

2. 提交申请材料

企业按照申请经营类别情况，向海关业务现场提交下列书面申请材料。

（1）申请进出口货物收发货人备案的，需要提交营业执照复印件、对外贸易经营者备案登记表（或者外商投资企业批准证书、外商投资企业设立备案回执、外商投资企业变更备案回执）复印件。

（2）申请报关企业（海关特殊监管区域双重身份企业）注册登记的，需要提交注册登记许可申请书、企业法人营业执照复印件、报关服务营业场所所有权证明或者使用权证明。

（3）申请报关企业分支机构备案的，需要提交报关企业《中华人民共和国海关报关单位注册登记证书》复印件、分支机构营业执照复印件、报关服务营业场所所有权证明或者使用权证明。

此外，企业通过"单一窗口"还可向海关申请备案成为加工生产企业或者无报关权的其他企业，企业需要提交营业执照复印件。企业备案后可以办理报检业务，但不能办理报关业务。

企业提交的书面申请材料应当加盖企业印章；向海关提交复印件的，应当同时交验原件。

3. 海关审核

海关在收取企业申请材料后进行审核，审核通过的，予以注册登记或者备案；审核不通过的，应当一次性告知企业需要补正的全部内容。海关将审核结果通过"单一窗口"反馈企业，企业登录"单一窗口"页面可以查询注册登记或者备案办理结果。

4. 证书发放

自 2018 年 4 月 20 日起，海关向注册登记或者备案企业同时核发《中华人民共和国海关报关单位注册登记证书》和《出入境检验检疫报检企业备案表》，相关证书或备案表加盖海关注册备案专用章。企业有需要的，可以在业务现场领取；没有领取的，不影响企业办理海关业务。

2018 年 4 月 20 日前，原检验检疫部门核发的《出入境检验检疫报检企业备案表》仍然有效。

（三）已办理注册登记或者备案企业处理方式

（1）已在海关和原检验检疫部门办理了报关和报检注册登记或者备案的企业，无须再到海关办理相关手续，原报关和报检资质仍然有效。

（2）只办理了报关或报检注册登记或备案的企业。

海关将对现行报关和报检企业管理作业系统数据库及相关功能进行整合和修改，共享相关数据。自 2018 年 6 月 1 日起，企业可以通过"单一窗口"补录企业和报关员注册登记或备案相关信息。

① 只取得报关资质的企业或只取得报检资质的代理报检企业，在补录信息后，将同时具有报关、报检资质。

② 只取得报检资质的自理报检企业，在补录信息后，还需要向海关提交商务部门的对外贸易经营者备案登记表（或者外商投资企业批准证书、外商投资企业设立备案回执、外商投资企业变更备案回执）复印件，只有这样才能同时具有报关、报检资质。

没有报关或报检资质的企业，在 2018 年 6 月 1 日前需要办理报关或报检业务的，可以按照原有模式向海关申请办理注册登记或备案手续。

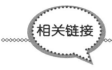

通关单及其取消

通关单是指进出口中要法检（商检）商品的一种通行文件，即通常所说的商检单。通关单是报关单证之一，属于法检目录的商品出口时必须出具通关单，海关才给予放行。

2018年4月海关与商检正式合并后，4月29日海关总署正式发布公告，2018年6月1日起全面取消《入出境货物通关单》。全面取消《入 / 出境货物通关单》有关事项如下。

（1）涉及法定检验检疫要求的进口商品申报时，在报关单随附单证栏中不再填写原通关单代码和编号。企业可以通过"单一窗口"（包括通过"互联网＋海关"接入"单一窗口"）报关、报检合一界面向海关一次申报。如需使用"单一窗口"单独报关、报检界面或者报关、报检企业客户端申报的，企业应当在报关单随附单证栏中填写报检电子回执上的检验检疫编号，并填写代码"A"。

（2）涉及法定检验检疫要求的出口商品申报时，企业不需在报关单随附单证栏中填写原通关单代码和编号，应当填写报检电子回执上的企业报检电子底账数据号，并填写代码"B"。

（3）对于特殊情况下，仍需检验检疫纸质证明文件的，按以下方式处理。

① 对入境动植物及其产品，在运输途中需提供运递证明的，出具纸质《入境货物调离通知单》。

② 对出口集中申报等特殊货物，或者因计算机、系统等故障问题，根据需要出具纸质《出境货物检验检疫工作联系单》。

第 二 章

出境货物报检

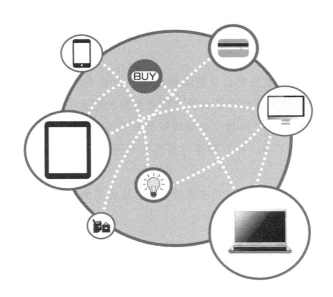

出境货物的报检方式通常分为三类，即出境一般报检、出境换证报检和出境预检报检。申请出境一般报检和出境换证报检的货物，其特点是已生产完毕、包装完好、堆码整齐、相关单据齐全，已具备出口条件；申请出境预检报检的货物，其特点是暂不具备出口条件。本章主要介绍出境货物的报检程序、内容、要求，并对各类产品分别进行详细介绍。

第一节　出口商品检验检疫程序

一、受理报检

商检机构在对每一批出口商品进行检验之前，都必须先受理报检。报检和商检机构受理报检是检验工作的起始程序。商检机构应当在规定的期限内检验完毕，并出具检验证单。

（一）报检条件

（1）已经生产加工完毕并完成包装、刷唛、准备发运的整批出口货物。

（2）已经经过生产企业检验合格，并出具厂检合格单的出口货物。

（3）对于执行质量许可制度的出口货物，必须具有商检机构颁发的质量许可证或卫生注册登记证。

（4）必须备齐各种单证。

报检时，上述四个条件必须同时具备。

（二）报检范围

（1）国家法律、行政法规规定必须由出入境检验检疫机构实施检验检疫的。

（2）对外贸易合同约定须凭检验检疫机构签发的证书进行结算的。

（3）有关国家条约规定必须经检验检疫的。

（三）报检时限和地点

（1）出口商品最迟应在出口报关或装运前 7 天报检，对于个别检验检疫周期较长的货物，应留有相应的检验检疫时间。

（2）需隔离检疫的出境动物在出境前 60 天预报，隔离前 7 天报检。

（3）法定检验检疫货物，除活动物需由出境口岸检验检疫机构检验检疫外，原则上应坚持产地检验检疫。

（四）出境商品预报检

为了方便对外贸易，检验检疫机构对某些经常出口的非易腐烂变质、非易燃易爆的货物予以接受预先报检，这样既有利于检验检疫工作的开展，又有利于防止内地的不合格货物运抵口岸。需要申请办理预报检的商品如下。

1. 整批出口的商品

对于已生产的整批出口货物，生产厂商已检验合格及经营单位已验收合格，货已全部备齐，堆存于仓库，但尚未签订外贸合同或虽已签订合同但信用证尚未到达，不能确定出运数量、运输工具、唛头的，为了使货物在信用证到达后及时出运，可以办理预报检。

2. 分批出口的商品

需要分批装运出口的货物，整批货物可办理预先报检。出口货物经检验检疫合格后，检验检疫机构签发"出境货物换证凭单"。

（五）重新报检

1. 重新报检的情况

报检人在向检验检疫机构办理了报检手续，并领取了检验检疫证单后，凡有下列情况之一的应重新报检：

（1）超过检验检疫有效期限的；

（2）变更输入国家或地区，并有不同检验检疫要求的；

（3）更改包装或重新拼装的；

（4）已撤销报检的。

2. 重新报检的要求

（1）按规定填写"出境货物报检单"，交附有关函电等证明单据。

（2）交还原发的证书或证单，不能交还的应按有关规定办理。

二、进行抽检

抽检即抽样检验，是指从待检批的货物中抽取一些商品进行检验，并根据检验结果对整批商品进行判断，确定其是否符合合同、信用证和有关国家技术规范、标准的规定。被抽出检验的单位商品为样品，全部商品组成样本。样本所含的样品多少称为样本大小。

三、实施检验

对出口商品进行检验鉴定的方法一般包括感官检验、仪器分析、物理检验、化学检验及

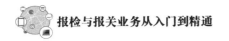

生物检验等。

四、出口查验

出口查验也叫口岸查验，是指经产地检验检疫机构预检合格的商品，在出口发运前由签证或放行地检验检疫机构实施的核查活动。经产地检验检疫机构预检合格并签发"换证凭单"的出口商品，途中经过运输和装卸，可能发生货损货差，所以必须经口岸检验检疫机构对货物的批次和包装等情况进行再次查验合格后才予以放行。

五、签证

出口商品经商检机构检验以后，对于检验合格的商品，由检验检疫机构签发《检验证书》，或在"出口货物报关单"上加盖检验印章；对于检验不合格的商品，由检验检疫机构签发"不合格通知单"。

六、放行

（一）法定检验出口商品的放行

法定检验的出口商品经检验检疫机构检验合格后，报检人持检验申请单、外销合同、发票、装箱单、换证凭单和报关单（一式两份），向出口地检验检疫机构办理放行手续。商检机构审核单证无误后，在报关单上加盖"放行章"，或签发"放行通知单"，或签发注有"限国内通关使用"字样的检验证书。

（二）免验出口法定检验商品的放行

取得出口法定检验商品免验的申请人按照《商检法》及《商检法实施条例》的相关规定，在免验的有效期内，凭免验证书、外销合同、信用证及该商品的品质证书、厂检合格单或样品、礼品、展品证明书等文件，到检验检疫机构办理免验放行手续，缴纳手续费后，海关即可予以放行。

第二节　出口商品的预先检验

出口商品的预先检验简称出口预验，是指出入境检验检疫机构为了方便对外贸易，根据需要和可能，对某些经常出口的商品进行预先检验。

一、预先检验

（一）预先检验的概念

预先检验是指出口商品尚未对外成交，或虽已成交、已签订了出口贸易合同，但尚未接到信用证，以及不能确定装运数量、运输工具而要暂缓出口的商品，出入境检验检疫机构应申请人要求预先进行的检验。

出入境检验检疫机构对申请出口预验的已成交的商品，可先按合同检验，对未成交的只能按标准检验，由于尚未收到信用证或合同，所以经检验合格的商品，不能将其评定为合格。同时，因装运条件尚未明确，故不能发放证书和放行单，只能发放预验合格的证单。

相关链接

出口商品的正规出口检验必备条件

出口商品的正规出口检验必须具备下列条件。

（1）外贸经营单位已对外成交并签订对外贸易销售合同，凭信用证结算货款的，已收到国外开来的信用证，明确了装运条件和检验依据。

（2）出口货物已备齐，除散装货、裸装货外，已成箱成件包装完毕，外包装符合出口要求。

（3）除合同、信用证规定的包装外，已刷好出口唛头标记。

（4）整批商品堆码整齐，便于检验人员查看包装和标记，进行抽样和现场检验。

符合上述要求的出口商品，出入境检验检疫机构派人员到货物堆存地点，按照标准、合同、信用证的规定要求，执行抽样、检验工作。经检验评定合格后，发放证书、放行单（或在出口报关单上加盖放行章），外贸经营单位即可办理报关出运。

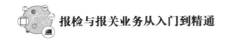
（二）合格预验合格证单

出口预验初评所发的合格预验合格证单有如下两种：

（1）出口商品检验换证凭单，供出口时向出口口岸出入境检验检疫机构换证用；

（2）预验结果单，供出口时向原出入境检验检疫机构换证用。如需转运其他口岸出口时，要申请换发出口商品检验换证凭单。

经预验初评合格的出口商品，出口时，外贸经营单位应持出口商品检验换证凭单（或预验结果单）连同合同、信用证副本向出口地出入境检验检疫机构办理报验，申请出口换证。以出入境检验检疫机构审核检验结果为依据，按照规定执行查验或口岸查验，对符合规定要求的，准予换发出口证书、办理放行手续，然后才可报关输出。

需要特别说明的是，出入境检验检疫机构办理的产地检验，大部分是预验性质的。

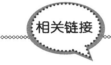

出口商品产地检验

出入境检验检疫机构派人员到产地对出口商品执行的检验称为产地检验。产地检验尤其适用于柑橘、苹果等农产品，先在产地执行检验把关，出口时再在出运口岸进行口岸查验，这样做有利于保证出口商品质量。

产地出入境检验检疫机构在产区执行检验，并不直接装运出口，而需转往（或调拨）口岸出口的，也是产地检验。

产地检验的优点是避免不合格商品运往口岸造成损失。同时，更有利于把检验工作深入生产领域，对生产、加工部门进行技术指导，督促其改进生产加工，加强质量管理和产品检验。

（三）出口预验的优点

（1）预验发现商品不合格时，可以有充裕的时间进行返工整理，或另行换货，避免出口检验时发现不合格商品，影响出口。

（2）产地出入境检验检疫机构执行预验，可使不合格商品不出厂，可以防止不合格商品运抵口岸，避免造成积压和其他损失。

（3）某些商品，特别是用机器捆包的商品，可以在包装之前进行预验，避免或减少拆包的损失。

（4）对某些尚未成交的商品，通过预验，可使外贸经营单位掌握货物的实际质量情况，参考预验结果对外成交，签订品质条款。

（5）对于有些商品，在生产过程中可先预验一部分，发现问题时可以及时提请生产企业研究改进，避免造成大批量产品不合格的损失。

（6）在生产企业执行预验，可以使检验工作深入生产领域，了解原材料情况以及生产工艺情况，有利于加强质量监督管理。

（7）出入境检验检疫机构可以视情况调整工作时间，避免因船期紧、时间急，导致来不及检验的情况发生。

（四）出口预验的缺点

（1）对尚未成交的商品执行预验，如果合同、信用证规定了新的检验项目，在出口换证时就要重新抽样，补验有关的项目。

（2）预验的批次有时不同于出口的批次，可能发生分批或并批出口的现象；有些商品出口换证时，如不能使用原来的检验结果数据，就要复验或重验。

（3）预验商品如超过检验有效期，原来的出口商品检验换证凭单就失效了，需要重新报验，这会造成重复劳动。

（4）包装前预验的商品，在包装完成后，还要进行补验包装。

（5）为了保证货证相符，预验商品时必须采取有效措施来加强批次管理，以防批次错乱。

（五）出境货物预检报检

出境货物预检报检是指货主或其代理人持有关单证向产地检验检疫机构申请对暂时还不能出口的货物预先实施检验检疫的报检。

预检报检时，报检员应当提供生产企业与出口企业签订的贸易合同，尚无合同的，需要在报检单上注明检验检疫的项目与要求。

二、预验商品出口换证

（一）申请

经预验的出口商品，外贸经营单位确定装运条件后，可持出口商品检验换证凭单正本（或预验结果单、下同）向出入境检验检疫机构申请出口换证。

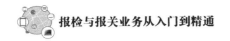

出口商品检验换证凭单已超过检验有效期，或证单上的商品标记与出口商品包装上的标记不符，以及批次错乱、数量不符时，不得申请出口换证，应另行重新报出口检验。

（二）出入境检验检疫机构审核

出入境检验检疫机构接受申请后，首先根据合同、信用证规定的条款，对出口商品检验换证凭单中记载的检验项目和检验结果进行审核，如有漏验项目，应进行补验。预验商品如需分批或并批出口，在不影响原检验结果准确性的前提下，可以按照原检验结果或加权平均结果给予分证或并证；否则必须进行复验。

（三）出具检验结果

（1）预验商品同意分批出口的，应在出口商品检验换证凭单上批注已出口数量，然后退回报验人，供继续出口换证用，待该批商品全部出口后，将原证单收回注销。

（2）对审核原检验结果符合外贸合同、信用证规定要求的预验商品，需派人员进行查验。

（3）只有商品标记和批次数量相符，品质、包装正常，货证相符，方可同意换证、放行。

三、预验出口商品口岸查验

口岸查验是指对经产地出入境检验检疫机构出口预验签发出口商品检验换证凭单的出口商品，在调运至口岸出口时，因经过长途运输，品质、包装可能变质受损，必须由口岸出入境检验检疫机构执行的查验。

（一）口岸查验的情况

口岸查验包括如下两种情况的商品。

1. 一般商品

检验检疫机构对一般商品可只查验外包装，查验品名、标记、批号、件数与预验合格证单是否相符；查验包装有无破损、污染、水湿等不正常情况。如发现包装受损可能影响质量，或对质量有疑问时，则应开件抽查、抽验品质。凡必须签发口岸出入境检验检疫机构证书或国家出入境检验检疫局明文规定需加强查验的商品，也必须开件抽验品质。

2. 易腐易变及品质不稳定的商品

对易腐易变及品质不稳定的商品，检验检疫机构除查验外包装外，还必须批批开件抽验品质。同时，检验检疫机构应根据不同商品、不同季节、不同情况对重点项目进行感官检验，如发现品质变异须进一步检验的，应酌量抽取样品，按规定进行有关的检验。

易腐易变商品主要有冻肉禽类、鲜蛋及蛋制品类、乳制品类、水产品类、肠衣类、鲜果类、蔬菜类等。对易腐易变商品，检验检疫机构主要从软化、冻坏、色泽、气味、变质、霉烂、虫蛀、污染以及货温、车温或舱温等方面进行查验。

品质不稳定的商品，如皮鞋、罐头、干电池等，对于皮鞋，检验检疫机构主要查验是否发霉和原材料、缝制方面有无缺点等；对于罐头，检验检疫机构主要查验有无膨听、锈听、变形、破损等；对于干电池，检验检疫机构主要查验电压等。

（二）查验的结果

（1）上述商品，经口岸查验发现问题的，检验检疫机构应及时通知有关单位加工整理或作为不合格品处理；必要时应联系原检验的出入境检验检疫机构查清原因，共同研究解决办法。

（2）经口岸查验无问题的商品，在出口换证时，应对照合同、信用证条款进行审核，完全符合规定要求的，给予签证放行。

产地出入境检验检疫机构对品质不稳定的商品，应加强与有关口岸出入境检验检疫机构的联系，以做好查验工作。口岸出入境检验检疫机构对口岸查验工作应详细记录；对发现的问题以及相关信息定期向出入境检验检疫机构反映。各出入境检验检疫机构应经常交流检验技术和经验，以确保检验结果的一致性。

经口岸查验需要对外出证的商品，除合同规定签发口岸出入境检验检疫机构证书外，一般可代签原出入境检验检疫机构的证书，并将一份副本寄给原出入境检验检疫机构。

第三节 出境动物及动物产品报检

一、出境动物的报检

（一）报检范围

根据《中华人民共和国进出境动植物检疫法》（以下简称《进出境动植物检疫法》）的规定，相关机构对出境的动物实施检疫。在这里，动物是指饲养、野生的活动物，如畜、兽、蛇、龟、蟹、贝、蚕、蜂等。

（二）报检时间和地点

（1）需隔离检疫的出境动物，应在出境前 60 天预报，隔离前 7 天报检。

（2）出境观赏动物，应在出境前 30 天到出境口岸检验检疫机构报检。

（三）报检应提供的单据

除按规定填写"出境货物报检单"，并提供合同或销售确认书或信用证（以信用证方式结汇时提供）、发票、装箱单等相关外贸单据外，报检以下出境动物还应提供相应单证。

（1）出境观赏动物，应提供贸易合同或展出合约、产地检疫证书。

（2）输出国家规定的保护动物，应有国家濒危物种进出口管理办公室出具的许可证。

（3）输出非供屠宰用的畜禽，应有农牧部门品种审批单。

（4）输出实验动物，应有中国生物工程开发中心的审批单。

（5）输出观赏鱼类，应提供养殖场出具的出口观赏鱼供货证明、养殖场或中转包装场注册登记证和委托书等。

（6）实行检疫监督的输出动物，须出示生产企业的输出动物检疫许可证。

二、出境动物产品及其他检疫物的报检

（一）报检范围

根据《进出境动植物检疫法》的规定，相关机构对出境的动物产品和其他检疫物实施检疫。在这里，动物产品是指来源于动物未经加工或虽经加工但仍可能传播疫病的产品，如生皮张、毛类、肉类、脏器、油脂、动物水产品、奶制品、蛋类、血液、精液、胚胎、骨、蹄、角等。其他检疫物是指动物疫苗、血清、诊断液、动植物性废弃物。

（二）报检要求

国家对生产出境动物产品的企业（包括加工厂、屠宰厂、冷库、仓库）实施卫生注册登记制度。货主或其代理人向检验检疫机构报检的出境动物产品，必须产自经注册登记的生产企业并存放于经注册登记的冷库或仓库。

（三）报检时间

报检人在办理海关手续前应向检验检疫机构报检。出境动物产品，应在出境前 7 天报检；须作熏蒸消毒处理的，应在出境前 15 天报检。

（四）报检应提供的单据

（1）按规定填写"出境货物报检单"并提供相关外贸单据，如合同或销售确认书、发票、装箱单等。

（2）出境动物产品生产企业（包括加工厂、屠宰厂、冷库、仓库）的卫生注册登记证明。

（3）特殊证单。如果出境动物产品来源于国内某种属于保护或濒危物种的动物、濒危野生动植物种国际贸易公约中的中国物种的动物，报检时必须递交国家濒危物种进出口管理办公室出具的允许出口证明书。

第四节　出境植物及植物产品报检

一、报检范围

（1）贸易性出境植物、植物产品及其他检疫物。

（2）作为展出、援助、交换赠送等的非贸易性出境植物、植物产品及其他检疫物。

（3）进口国家（或地区）有植物检疫要求的出境植物产品。

（4）以上出境植物、植物产品及其他检疫物的包装容器、包装物及铺垫材料。

植物是指栽培植物、野生植物和它们的种子、种苗及其他繁殖材料等。

植物产品是来源于植物未经加工或者虽经加工但仍有可能传播病虫害的产品，如粮食、豆、棉花、油、麻、烟草、籽仁、干果、鲜果、蔬菜、生药材、木材、饲料等。

其他检疫物包括植物性废弃物，如垫舱木、芦苇、草帘、竹篓、麻袋、纸等废旧植物性包装物、植物性有机肥料等。

二、检疫结果的有效期

出境植物检疫结果在一定的期限内有效，即所谓检疫规定有效期限。对于出境植物产品，从经检疫合格出具检疫证书的当天起算，至本批货物离开国境不超过21天的，视为在有效期内；辽宁、吉林、黑龙江、内蒙古、新疆5省（自治区）冬季（11月至次年2月底）检疫的货物，其检疫有效期的植物、植物产品有可能感染病虫害，因此超过检疫有效期后，货主或代理人应当重新向出境口岸出入境检验检疫机构报检，经检疫合格后，重新出证放行。

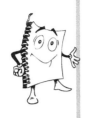

禁止出口的植物及其产品主要包括：

（1）未经中国濒危物种进出口管理办公室批准的野生植物；

（2）未经国家中医药管理局批准的二类药材；

（3）未经中国科学院、国家科委及其授权单位同意出口的植物标本；

（4）未经中央主管部门同意出口的珍稀植物资源。

三、检疫程序

我国出口植物检疫物的检疫程序如图 2-1 所示。

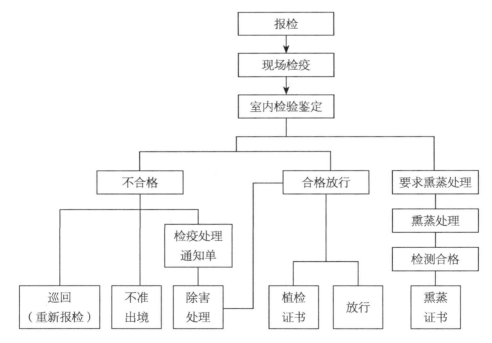

图 2-1　我国出口植物检疫物的检疫程序

（1）出入境检验检疫机构工作人员需仔细审核单证。

（2）货主应陪同检疫人员实施检疫。

（3）检验检疫工作人员根据检疫结果，出具相应证书。若经检疫合格，则给予放行；若经检疫不合格，则要求进行检疫处理，处理后合格的，要出具熏蒸、消毒或植物检疫证书，方可给予放行，处理后仍不合格的，一律不得出口。

（4）明确检疫结果有效期。

四、报检单据

报检时，除了出境货物报检单、外贸合同、销售确认书、信用证、发票、装箱单等相应的贸易单据，以及输入国（地区）有关检疫规定的文件或函电，企业还应提供以下单证：

（1）若该批植物属于濒危和野生动植物资源则要出具国家濒危物种进出口管理办公室或其授权的办事机构签发的允许出境证明文件；

（2）输往欧盟、美国、加拿大等国家或地区的出境盆景，还应提供《出境盆景场／苗木种植场检疫注册证》；

（3）出境水果来自注册登记果园、包装厂的，应当提供《注册登记证书》（复印件）；来自本辖区以外的其他注册果园的，由所在地验检疫机构出具《出口水果产地供货证明》；

（4）供港澳蔬菜，报检时提交供港澳蔬菜加工原料证明文件、出货清单及出货合格证明。

第五节　出境食品报检

一、报检范围

出境食品报检的范围包括一切出口食品，如各种供人食用、饮用的成品和原料、按照传统习惯加入药物的食品，以及用于出口食品的食品添加剂等。

《中华人民共和国食品卫生法》将食品和食品添加剂定义为：食品是指各种供人食用或者饮用的成品和原料以及按照传统既是食品又是药品的物品，但是不包括以治疗为目的的物品；食品添加剂是指为改善食品品质和色、香、味，以及为防腐和加工工艺的需要而加入食品中的化学合成或者天然物质。

二、报检资料

（一）必须有的单证

（1）报检人按规定填写"出境货物报检单"并提供相关外贸单据，如合同、发票、装箱单等。

（2）生产企业（包括加工厂、冷库、仓库）的卫生注册或登记号码。

（3）预包装食品应提供《进出口食品标签审核证书》或《标签审核受理证明》。

（二）具体单证

（1）出境食品生产企业须获得卫生注册登记资格。

（2）出境货物报检单（原件）。

（3）外贸合同（确认书或函电）或信用证（复印件）。

（4）申报食品的外销发票和装箱单（复印件）。

（5）出口食品生产企业厂检单（原件）。

（6）有外包装的需提供"出境货物包装性能检验结果单"（原件）；与食品直接接触的内包装如果是木桶、罐子、瓶子或者塑料袋，则需要提供相应内包装的"出境货物包装性能检验结果单"（原件）。

（7）报检单位为非发货人的应提供由发货人出具的"出入境检验检疫报检委托书"。

（8）"出境食品检验检疫标志监督加施记录"（如果没有则需要在厂检单上注明加施的CIQ标志规格、数量、流水号）。

（9）预包装食品应提供与标签审核有关的资料（如《标签审核证书》）或者标签原件。

（10）如果要求运输包装上不许出现生产企业名称的，则需提供申请书。

（11）果蔬类、肉类、蛋类、茶叶、水产品、蜂产品等六类产品须提供基地备案号或原料采购证明。

（12）根据国家质检总局《关于出口食品加施检验检疫标志的公告》（2007年第85号）及《出口食品运输包装加施检验检疫标志操作规范》的有关规定，自2007年9月1日起，对所有经检验检疫机构检验合格的食品运输包装加施检验检疫标志。

（13）为控制疫病、疫情或执行国家质检总局有关强制性要求，检验检疫机构可临时要求报检人在申报出境食品时提供其他材料，如与进口国（地区）卫生标准、有关国际标准、企业标准、企业食品安全卫生管理体系相关的文件等。

三、报检流程

（一）审单

企业应按照《出入境检验检疫报检规定》及其他规定进行报检，出口报检时，受理报检的人员应认真审核单证。

（二）现场检验检疫

（1）经复核报检资料完备、真实的，即指派检验检疫人员确定检验检疫依据并在规定工作流程内施检。

（2）企业可根据出口食品类别、出口国别查阅出口食品企业自检项目表单，对暂无表单的产品，应根据进口国要求、国家标准、预警通报、合同要求等拟定表单，经专家组讨论后提交食品处备案，备案后的表单方可作为检验检疫依据。

（3）现场核对品名、数量、重量、规格、唛头/标记、批号、是否与报检资料相符。同时检查储存环境是否存在污染现象。

（4）进行包装查验，即检查内外包装质量、包装材料是否符合合同及卫生要求；检查包装容器是否破损、渗漏、霉变、污染；检查标签是否平整、牢固、有无褪色等；检查运输包装上是否标示产品品名、生产批号、生产日期、卫生注册/备案号、生产企业名称，使用木质包装的还应检查检疫处理标识。

（5）进行现场感官检验，即检查货物形态、色泽、味道及气味等是否正常，有无异物、腐烂变质等现象。

（6）进行现场记录，即检验检疫人员在进行现场检验检疫时应填写《出口食品检验检疫记录》，记录应体现其原始性、真实性和有效性，全面客观地反映检验检疫实际情况。若发现严重问题应及时上报。对运输包装和内包装使用数量应记录在"出境货物运输包装性能检验结果单"正本上，以便对使用数量进行核销。

（三）抽样

经现场感官检验合格后，施检人员应按照出口合同、信用证、相关标准及检验方法的规定，在货物存放现场抽取样品，所取样品要有充分的代表性，样品量应满足感官、理化、卫生检验及存样的需要。抽/采样的方法和数量要符合国家质检总局检验检疫工作手册、检验检疫行业标准、国家标准等的规定。

采集样品后施检人员要出具抽/采样凭证，凭证上需注明样品名称、样品数量、采样日期，并有货主或其代理人和采样者双方的签字。

（四）送检

企业根据相关表单将确定的实验室检测项目录入数字化实验室系统，并打印检验检疫联系单（一式两份），一份连同样品送至天津局动植物与食品检测中心收样室，一份随报检资料。

（五）合格放行（出证）

相关机构根据现场检验检疫情况和实验室检验检疫结果，按照国家技术规范的强制性要求、国家质检总局指定的国外有关标准规定、输入国的食品卫生要求或合同、信用证条款内容等进行综合评定，确定货物是否合格。

判定合格的，出具"出境货物换证凭单"，准予出境，同时拟制报检人申请的相应证书证稿。

判定不合格的，出具"出境货物不合格通知单"，并按照《出口不合格食品化妆品处置作业指导书》上报不合格信息，同时按要求进行相关核查工作。如企业申请复验，需按照《进出口食品化妆品复验作业指导书》执行。

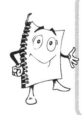

（1）出口食品的生产、加工、储存企业实施卫生注册和登记制度，货主或其代理人向检验检疫机构报检的出口食品，需产自或储存于经卫生注册或登记的企业或仓库。

（2）出口预包装食品的经营者或其代理人在出口食品前应当向指定的检验检疫机构提出食品标签审核申请。

第六节　木家具、竹木草制品的出境报检

一、出境木制品及木制家具的报检

（一）报检范围

出境木制品及木制家具的报检范围为《实施出口木制品及木制家具检验监管的目录》所列的出口木制品及木制家具产品。

（二）报检应提供的单据

企业除按规定填写"出境货物报检单"，并提供外贸合同或销售确认书或信用证（以信用证方式结汇时提供）、发票、装箱单等有关外贸单据，还应提供如下相应单证：

（1）产品符合输入国家或地区的技术法规、标准或国家强制性标准质量的符合性声明；

（2）输入国（地区）技术法规和标准对木制家具机械安全项目有要求的，出口木制家具生产企业必须提供相关检测报告。

二、出境竹木草制品的报检

（一）报检范围

出境竹木草制品包括竹、木、藤、柳、草、芒等制品。

根据生产加工工艺及防疫处理技术指标等，竹木草制品分为低、中、高三个风险等级。

（1）低风险竹木草制品：经脱脂、蒸煮、烘烤及其他防虫、防霉等防疫处理的。

（2）中风险竹木草制品：经熏蒸或者防虫、防霉药剂等防疫处理的。

（3）高风险竹木草制品：经晾晒等其他一般性防疫处理的。

（二）报检时间和地点

出境竹、藤、草、柳制品的企业应已注册登记，并坚持产地检验检疫、口岸查验的原则，不接受异地报检。

（三）报检应提供的单据

一类、二类企业报检时，除按规定填写"出境货物报检单"，并提供外贸合同或销售确认书或信用证（以信用证方式结汇时提供）、发票、装箱单等有关外贸单据，还应提供"出境竹木草制品厂检记录单"。

第七节　机电产品出境报检

一、出口小家电产品的报检

小家电产品是人们日常生活中经常使用的产品。近年来，我国生产的小家电产品出口量

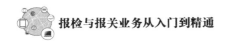

越来越大，并已进入了欧美等地市场。由于小家电产品直接涉及使用者的人身安全，各国政府对此都极为重视。我国对出口的小家电产品实施法定检验。

（一）报检范围

小家电产品是指需要外接电源的家庭日常生活使用或类似用途、具有独立功能的并与人身有直接或间接的接触，将电能转化为动能或热能，涉及人身的安全、卫生、健康的小型电器产品。

（二）报检要求

1. 出口小家电产品的企业实行登记制度

出口小家电产品的企业登记时应提交"出口小家电生产企业登记表"，并提供相应的出口产品质量技术文件，如产品企业标准、国内认证证书、出口质量许可证、型式试验报告及其他有关产品获证文件。检验检疫机构对出口小家电产品的企业的质量保证体系进行书面审核和现场验证，重点审查其是否具备必需的安全项目，如抗电强度、绝缘电阻、泄漏电流及特定产品特殊项目的检测仪器和相应资格的检测人员。

2. 出口小家电产品实施型式试验管理

首次报检或登记的企业，由当地的检验检疫机构派人员从生产批中随机抽取并封存样品，由企业送至国家质检总局指定的实验室进行型式试验。凡型式试验不合格的产品一律不准出口。合格产品的型式试验报告有效期为一年，逾期须重新进行型式试验。

（三）报检应提供的单据

（1）企业应按规定填写"出境货物报检单"并提供相关外贸单据，如合同或销售确认书、发票、装箱单等。

（2）国家质检总局指定的实验室出具的产品合格有效的型式试验报告正本。

二、出口电池产品的报检

（一）报检范围

电池产品的报检范围是 HS 编号为 8506.8507 品目下的所有子目商品。

（二）报检要求

（1）出口电池产品需取得《进出口电池产品备案书》才能报检。企业需向所在地检验检疫机构申请《进出口电池产品备案书》，其有效期为一年。

（2）国家对出口电池产品实行汞含量专项检测制度，对含汞的以及必须通过检测才能确定其是否含汞的电池产品，须进行汞含量专项检测。汞含量检测不合格的电池产品不准出口。

（3）未列入《出入境检验检疫机构实施检验检疫的进出境商品目录》的不含汞的出口电池可凭《进出口电池产品备案书》正本或复印件申报放行，不实施检验；含汞的电池产品实施汞含量检测和其他项目的检测。

（三）报检单据

（1）出境货物报检单、贸易合同或销售确认书、发票、装箱单等。

（2）"出境货物运输包装性能检验结果单"正本。

（3）《进出口电池产品备案书》正本或复印件。

第八节　危险品出境报检

一、报检范围

危险品出境报检范围为打火机、点火枪、烟花、爆竹、危险化学品。

二、出境烟花爆竹的报检

（一）管理制度

海关总署统一管理全国出口烟花爆竹检验和监督管理工作，各地海关负责所辖地区出口烟花爆竹的检验和监督管理工作。各地海关对出口烟花爆竹的生产企业实施登记管理制度。

（二）生产企业登记

1. 登记申请

满足登记条件的烟花爆竹生产企业应向所在地海关正式提交书面登记申请，并提供有关生产、质量、安全等方面的资料。

2. 审核

根据生产企业的申请，直属海关由2～3人组成登记考核小组，对申请登记企业进行

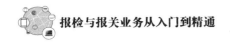

考核。

3. 登记

对考核合格的企业，直属海关授予专用的登记代码，并将已登记的生产企业名称、登记代码等信息报国家海关总署备案。

（三）烟花爆竹报检单证

出口烟花爆竹的生产企业在申请出口烟花爆竹的检验时，应当向海关提交"出境危险货物运输包装使用鉴定结果单"、对烟花爆竹质量和安全承诺的企业声明。

（四）检验要求

海关对出口烟花爆竹的检验执行国家法律法规规定的标准，对高于我国法律法规规定标准的，按进口国及贸易合同标准进行检验。对首次出口或者原材料、配方发生变化的烟花爆竹，海关实施烟火药剂安全稳定性能检测。

海关对出口烟花爆竹运输包装进行使用鉴定，并检查其外包装是否有联合国规定的危险货物包装标记，外包装标识的名称、数量、规格、生产企业登记代码等与实际是否一致。凡经检验合格的出口烟花爆竹，由海关在其运输包装明显部位加贴验讫标志。

凡由产地使用集装箱装运至口岸直接出口的烟花爆竹，由产地海关负责监装和在集装箱上加施封识，口岸海关在对其查验时只核查集装箱号码和封识序号。

三、出口打火机、点火枪的报检

（一）管理制度

海关总署统一管理全国出口打火机、点火枪的检验和监督管理工作，各地海关负责所辖地区出口打火机、点火枪的检验和监督管理工作。各直属海关对出口打火机、点火枪类商品的生产企业实施登记管理制度。

（二）生产企业登记

1. 登记申请

满足登记条件的打火机、点火枪生产企业应向所在地海关正式提交书面登记申请，并提供有关生产、质量、安全等方面的资料。

2. 审核

根据生产企业的申请，直属海关由 2 ~ 3 人组成登记考核小组，对申请登记企业进行考核。

3. 登记

对考核合格的企业，直属海关向其颁发《出口打火机、点火枪类商品生产企业登记证》并授予专用的登记代码，同时将已登记的生产企业名称、登记代码等信息报海关总署备案。

（三）打火机、点火枪报检单证

出口打火机、点火枪的生产企业在申请出口打火机、点火枪类商品的检验时，应当向海关提交"出境危险货物运输包装使用鉴定结果单"、生产企业自我声明、生产企业登记证和产品的型式试验报告。

（四）检验要求

海关对出口打火机、点火枪的检验执行国家法律法规规定的标准，对高于我国法律法规规定标准的，按进口国标准进行检验。对于我国与进口国有危险品检验备忘录或检验协议的，要符合备忘录或检验协议的有关要求。

打火机、点火枪类商品首次出口时或其结构、原材料、生产工艺发生变化时，须进行型试实验；在型式试验合格的基础上由当地海关进行常规检验。

打火机、点火枪类商品出口时，其上应铸有检验检测机构颁发的登记代码，外包装上须印有登记代码和批次，同时外包装的明显部位上贴有海关的验讫标志，否则不予放行。

四、出口危险化学品的报检

（一）管理制度

海关对列入国家《危险化学品名录》的出口危险化学品按照以下要求实施检验监管：

（1）国际公约、国际规则、条约、协议、议定书、备忘录等；

（2）输入国家或者地区技术法规、标准；

（3）海关总署指定的技术规范、标准；

（4）贸易合同中除以上 3 条外规定的技术要求。

（二）危险化学品报检单证

出口危险化学品的发货人或者其代理人向产地海关报检时应按照《危险化学品名录》中的名称申报，同时还应提供下列材料：

（1）出口危险化学品的生产企业符合性声明；

（2）"出境货物运输包装性能检验结果单"（散装产品除外）；

（3）危险特性分类鉴别报告；

（4）危险公示标签、安全数据单样本，如是外文样本，应提供对应的中文翻译件；

（5）对需要添加抑制剂或稳定剂的产品，应提供实际添加抑制剂或稳定剂的名称、数量等。

（三）检验要求

海关对出口危险化学品进行检验的内容包括是否符合安全、卫生、健康、环境保护、防止欺诈等要求以及相关的品质、数量、重量等项目。其中，安全要求包括：

（1）产品的主要成分/组分信息、物理及化学特性、危险类别等是否符合上述"（一）管理制度"中的4条规定。

（2）产品包装上是否有危险公示标签，是否随附安全数据单；危险公示标签、安全数据单的内容是否符合上述"（一）管理制度"中的4条规定。

用作食品、食品添加剂的出口危险化学品，应符合食品安全相关规定。

第九节　化妆品出境报检

一、报检范围

化妆品是和人体直接接触的物质，对安全和卫生要求很高，国际上许多国家对它进行立法管理。1990年起，我国对进出口化妆品实施法定检验。列入化妆品报检范围的HS编码如下。

（1）33030000的香水及花露水。

（2）33041000的唇用化妆品。

（3）33042000的眼用化妆品。

（4）33043000的指（趾）用化妆品。

（5）33049100的香粉（不论是否压紧）。

（6）33049900.10的护肤品（包括防晒油或晒黑油，但药品除外）。

（7）33049900.90的其他美容化妆品。

（8）33051000的洗发剂（香波）。

（9）33052000 的烫发剂。

（10）33053000 的定型剂。

（11）33059000 的其他护发品。

二、首次出口化妆品报检流程

首次出口化妆品报检流程如图 2-2 所示。

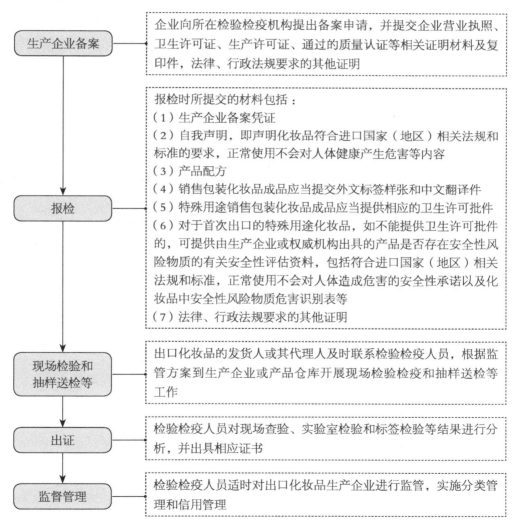

图 2-2　首次出口化妆品报检流程

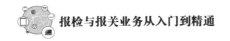

三、报检单据

企业按规定填写"出境货物报检单"并提供相关外贸单据，如合同或销售确认书、发票、装箱单等。

四、检验要求

（1）检验检疫机构对出口化妆品实施检验的项目有标签、数量、重量、规格、包装、标记以及品质卫生等。

（2）化妆品包装容器必须符合产品的性能及安全卫生的要求。

五、检验结果

（1）经检验合格的出口化妆品，由检验检疫机构出具合格凭证。

（2）经检验不合格的出口化妆品，由检验检疫机构出具不合格凭证。

（3）对于安全卫生指标不合格的出口化妆品，企业应在检验检疫机构的监督下进行销毁或退货。

（4）对于其他项目不合格的出口化妆品，企业必须在检验检疫机构的监督下进行技术处理，经重新检验合格后方可销售或出口。

（5）不能进行技术处理或者经技术处理后重新检验仍不合格的出口化妆品，不准出口。

第十节　展览品出境报检

一、报检范围

（1）在展览会中展示或示范用的货物、物品。

（2）为示范展出的机器或器具所需用的物品。

（3）展览者设置临时展台的建筑材料及装饰材料。

（4）供展览品作示范宣传的电影片、幻灯片、录像带、录音带、说明书、广告、光盘、显示器材等。

二、报检单据

（一）出口报检

为举办出国展览会而筹集的展览品出口时，应提供如下资料。

（1）归口审批部门的批件。

（2）展览品清单（一式两份）。

（3）运输单据。

（4）出口货物报关单（一式三份）。

（5）出口货物许可证。

（二）从境外复运入境报检

展品从境外复运入境时，应向入境地海关提供如下资料。

（1）展览品清单（一式两份）。

（2）运输单据。

第十一节　出境玩具报检

一、报检范围

出境玩具报检的范围包括玩偶、玩具电动火车、填充的玩具动物、玩具乐器、智力玩具、缩小的全套模型组件、组装成套的其他玩具、其他带动力装置的玩具及模型、其他未列名玩具等。

二、出境玩具报检规定及要求

（1）国家质检总局对出口玩具产品实施出口玩具质量许可（注册登记）制度，因此生产企业应向检验检疫机构申请出口玩具质量许可证。

（2）严禁在玩具材料中使用有毒有害物质。玩具出口企业在生产过程中若使用新的材料，应向检验检疫机构提供该新材料的成分表和有关物质的安全分析表或有关机构的毒理评估报告，同时提供进口商或品牌商对该成分的安全保证确认函。

（3）出口可充电类玩具产品时，出口企业除按要求提供产品的首件检测报告或安全项目检测报告外，还必须提供所使用电池的安全性能检测报告或该玩具的型式试验报告，供检验检疫机构对充电电池的安全性进行检测。

（4）检验检疫机构对出口玩具产品实施逐批检验的检验监督管理模式。

三、出境玩具的报检要求

（1）生产企业向检验检疫机构申请出口玩具质量许可证，证书有效期为 5 年。

（2）检验检疫机构凭出口玩具质量许可证受理报检。

（3）出口玩具的发货人应当在货物装运前 7 天向检验检疫机构报检。

（4）必须逐批对出口玩具实施检验，检验不合格的不准出口。

四、出境玩具报检时应提供的单据

（1）按规定填写"出境货物报检单"，并提供相关外贸单据。

（2）出口玩具质量许可证。

（3）该批货物符合输入国法规、标准和国家强制性标准的质量合格的符合性声明。

（4）生产者使用油漆的玩具产品，须同时提供所使用油漆的检测合格报告。

（5）出口日本的玩具，须提供安全项目检测合格报告。

第十二节　出境货物木质包装报检

在出口贸易中，木质包装得到了广泛的应用。为保证我国出口贸易的顺利进行，出口企业应选择使用符合国际标准要求的木质包装，避免因木质包装违规而导致货物通关受阻。

一、报检范围

出境货物木质包装指的是用于承载、包装、铺垫、支撑、加固货物的木质材料，如木板箱、木条箱、木托盘、木框（盛酒类的橡木桶除外）、木轴、木楔、垫木、枕木、衬木等。经人工合成或者经加热、加压等深度加工的包装用木质材料或者小于 6 毫米的木质材料除外。

二、报检要求

　　企业根据《出境木质包装检疫监督管理办法》的要求，对所有出境货物使用木质包装，并按规定的检疫除害处理方法进行处理，同时加施国际植物保护公约组织（IPPC）专用标识，否则，将不准出境。

　　加施 IPPC 专用标识的木质包装（见图 2-3）输往采用国际标准"检疫"的国家或地区的，不需要再出具植物检疫证书。输入国家或地区有特殊检疫要求的，按照输入国家或地区的规定执行。

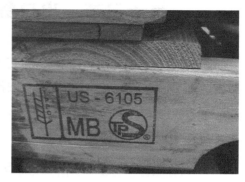

图 2-3　加施 IPPC 专用标识的木质包装

三、除害处理的申报

　　出境货物木质包装在实施除害处理前要向海关申报，经处理合格且加施标识的木质包装在出境时无须报检，口岸海关可视实际情况，必要时有重点地对出境货物木质包装实施口岸抽查检疫。

　　专用标识加施企业应当将木质包装除害计划在除害处理前向所在地海关申报，海关对除害处理过程和加施专用标识情况实施监督管理。

四、报检应提交的单证

　　使用加施标识木质包装的出口企业，在货物出口报检时，除按规定填写"出境货物报检单"并提供外贸合同或确认书或信用证（以信用证方式结汇时提供）、发票、装箱单等有关单据，还应向海关出示出境货物木质包装除害处理合格凭证。

五、其他规定

　　海关对标识的加施企业颁发除害处理标识加施资格证书，并在海关总署备案，标识加施

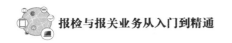

资格有效期为三年；不符合要求的，不予颁发资格证书，不得擅自加施除害处理标识。

第十三节　出口货物的运输包装容器报检

检验检疫机构除对出境危险货物的运输包装容器按《国际海运危险货物规则》及国家法律、行政法规规定进行检验鉴定，还要对出境货物的运输包装进行性能检验和使用鉴定。

一、报检范围

出境货物运输包装容器是指列入《出入境检验检疫机构实施检验检疫的进出境商品目录》及其他法律、行政法规规定须经检验检疫机构实施检验检疫的出口货物的运输包装容器。

目前检验检疫机构实施性能和使用鉴定的出境货物运输包装容器包括钢桶、铝桶、镀锌桶、钢塑复合桶、纸板桶、塑料桶（罐）、纸箱、集装袋、塑料编织袋、麻袋、纸塑复合袋、钙塑瓦楞箱、木箱、胶合板箱（桶）、纤维板箱（桶）等。

二、报检要求

出口货物运输包装容器的检验分为性能检验和使用鉴定。申报法定检验出口货物前，需先申报包装容器的性能检验。使用鉴定一般与品质检验同时进行，因此使用鉴定与所包装的出口货物同时报检。

三、出口货物运输包装性能检验报检应提供的单据

（1）"出境货物运输包装检验申请单"。
（2）生产单位的本批包装容器检验结果单。
（3）包装容器规格清单。
（4）客户订单及对包装容器的有关要求。
（5）该批包装容器的设计工艺、材料检验标准等技术资料。

四、"出境货物运输包装性能检验结果单"的使用

对于经鉴定合格的出口货物运输包装容器，检验检疫机构应出具"出境货物运输包装性能检验结果单"（以下简称"性能检验结果单"）。"性能检验结果单"具有以下用途。

（1）出口货物生产企业或经营单位购买包装容器时，需要求生产包装容器的单位提供检验检疫机构签发的"性能检验结果单"（正本）。

（2）出口货物生产企业或经营单位向检验检疫机构申请出口货物检验检疫时，应提供"性能检验结果单"正本，以便检验检疫机构同时对出口运输包装容器实施使用鉴定。

（3）对于同一批号不同单位使用的或同一批号多次装运出口货物的运输包装容器，在"性能检验结果单"有效期内可以凭此单向检验检疫机构报检，申请分单。

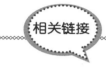

出口商品应怎样加强包装检验

商品包装是保证商品数量、质量完好无损的重要条件之一。我国出口的商品由于包装破损严重，每年由保险公司支付国外很多的货损赔款，这不仅给国家造成很大的经济损失，而且严重损害了国家声誉。

出入境检验检疫机构在抽样、品质检验、重量鉴定、验舱监装、下厂监督检查过程中，应同时检查包装。对尚未成箱成件的商品执行出口预验时，除了检查包装材料外，在正式出运、查验换证时，必须查验包装。对于从内地运抵口岸的商品，口岸出入境检验检疫机构在口岸查验时必须批批查验包装。检验人员应经常深入港区、车站、仓库、货场了解商品（包括不属法定检验的商品）的包装情况，如发现包装破损、污染及不符合出口要求的包装，应联系海关，严格把关。查验包装时，应以出口合同中的包装条款和有关产品标准中的包装技术条件为依据；出口合同、标准中没有规定具体包装条件的，如以国内购销合同规定的包装条件为依据，凡不符合出口合同、标准或购销合同规定的包装条件，或者包装存在下列各项情况的，不予出证放行。

1. 纸箱

（1）箱身塌陷或破烂。

（2）采用黏合剂封盖或用胶带封口而未经封盖封口的。

（3）黏胶剂或粘胶带黏合力不强，易被揭开重封而不留撕痕的。

2. 木箱、木桶

（1）箱板、木档断折、木档短缺或钉子松脱。

（2）打包铁皮和腰箍松弛、断损、脱落，或打包铁皮接头不衔接。

（3）箱身、桶身有腐朽板或树皮板。

（4）木桶有裂缝或桶塞、桶盖松动脱落。

3. 铁桶、塑料桶

（1）渗漏严重。

（2）桶身有裂缝或孔隙。

（3）桶盖脱落或被损坏。

4. 各种袋子

（1）缝口松散，包装破烂或有严重钩损、撕损。

（2）捆扎带或绳索断损、松脱、缺道，缝合线断线、脱线或漏缝，以致包件严重变形的。

5. 其他异常情况

（1）货物移动时，箱内货物有晃动或有破碎声响。

（2）散把、破包、渗漏或商品外露的。

（3）包装严重污染或霉损的。

（4）有浸湿痕迹或严重受潮的。

（5）有腐烂或严重异味的。

（6）摔坏或破烂的货件。

（7）需要有指示性、警告性的包装标志，而货件上标志短缺或模糊不清的。

凡属于上述情况的，须经发货人修补或更换包装后，方能发运出口。有关修补、更换包装的工作，应尽可能在货物运到港区、车站以前进行。如在仓库难以修补、更换或货物已运抵港区、车站后才发生的破损、污染，必须在装船、装车前完成修补或更换包装的工作。

第三章

入境货物报检

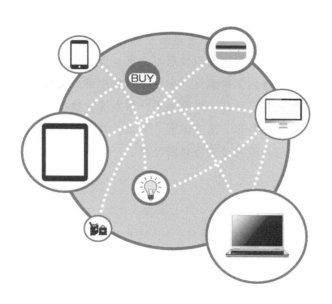

入境货物报检

　　入境货物报检是进口商品的收货、用货或代理核运部门按照《进出口商品检验法实施条例》的规定，向商检机构申请办理检验、鉴定手续。本章主要介绍入境货物报检的基础知识、业务流程、要求，并对进口商品的入境报检进行详细介绍。

第一节 入境货物报检概述

一、入境货物报检方式

入境货物的报检方式通常分为三类，即入境一般报检、入境流向报检和异地施检报检。申请入境一般报检的货物，其通关地与目的地通常在同一辖区内；申请入境流向报检和异地施检报检的货物，其通关地与目的地属于不同辖区。

二、入境货物报检时限和地点

（一）报检时限

（1）输入微生物、人体组织、生物制品、血液及其制品或种畜、禽及其精液、胚胎、受精卵的，应当在入境前 30 天报检。

（2）输入其他动物的，应在入境前 15 天报检。

（3）输入植物、种子、种苗及其他繁殖材料的，应在入境前 7 天报检。

（4）入境货物需对外索赔出证的，应在索赔有效期前不少于 20 天内向到货口岸或货物到达地的检验检疫机构报检。

（二）报检地点

（1）审批文件、许可证等有关证件中规定检验检疫地点的，在规定的地点报检。

（2）大宗散装商品、易腐烂变质商品、废旧物品及在卸货时发现包装破损、重／数量短缺的商品，必须在卸货口岸检验检疫机构报检。

（3）需结合安装调试进行检验的成套设备、机电仪产品以及在口岸开件后难以恢复包装的商品，应在收货人所在地检验检疫机构报检并检验。

（4）其他入境货物，应在入境前或入境时向报关地检验检疫机构报检。

（5）入境的运输工具及人员应在入境前或入境时向入境口岸检验检疫机构申报。

（6）对于符合直通式放行条件的企业，可以根据报关地的选择，在口岸检验检疫机构或者目的地检验检疫机构报检。

三、入境货物报检应提供的证单

（1）入境报检时，应填写"入境货物报检单"并提供外贸合同、发票、装箱单、提（运）单、提货单等有关单证。

（2）按照检验检疫的要求，有关货物需提供其他特殊单证。

四、入境货物报检应申领的证单

（1）检验检疫合格后，入境法检货物货主或其代理人可向检验检疫机构申领"入境货物检验检疫证明"；入境食品货主或其代理人可向检验检疫机构申领相关卫生证书；入境汽车货主或其代理人可向检验检疫机构一车一单申领"进口机动车辆随车检验单"。

（2）对于申请残损鉴定的货物，货主或其代理人需向检验检疫机构申领有关检验鉴定证书。进口商可依该检验鉴定证书向有关方面提出索赔。当换货、补发货进口通关时，进口商可凭相关检验鉴定证书免交换补货的进口关税。

（3）对于申请外商投资财产价值鉴定的,外商投资财产关系人需向检验检疫机构申领"价值鉴定证书"，作为到所在地会计事务所办理验资手续的凭证。

五、入境货物检验检疫工作程序

入境货物的检验检疫工作程序分为申请报检、受理报检、办理通关、实施检验检疫、放行五步，具体内容如下。

（1）法定检验检疫入境货物的货主或其代理人先向卸货口岸或到达站的出入境检验检疫机构申请报检。

（2）检验检疫机构受理报检，转施检部门签署意见，并收取费用。

（3）对来自疫区的、可能传播传染病和动植物疫情的入境货物交通工具或运输包装实施必要的检疫、消毒、卫生除害处理后，报检人方可办理海关的通关手续。

（4）货物通关后，入境货物的货主或其代理人需在检验检疫机构规定的时间内到指定的检验检疫机构对货物实施检验检疫。

（5）对于经检验检疫合格的入境货物,检验检疫机构签发"入境货物检验检疫证明"予以放行；对于经检验检疫不合格的入境货物，检验检疫机构签发"检验检疫处理通知书"，同时对需要索赔的入境货物签发检验检疫证书。

第二节　入境动物及产品报检

一、报检依据及报检范围

《进出境动植物检疫法》第五条规定："因科学研究等特殊需要引进动植物病原体（包括菌种、毒种等）、害虫及其他有害生物类禁止进境物的，必须事先提出申请，经国家动植物检疫机关批准。"第十条规定："输入动物、动物产品、植物种子及其他繁殖材料的，必须事先提出申请，办理检疫审批手续。"第二十三条规定："要求运输动物过境的，必须事先征得中国国家动植物检疫机关同意，并按照指定的口岸和路线过境。"《进出境动植物检疫法实施条例》对此也做了明确规定。《农业转基因生物安全管理条例》第三十五条规定："农业转基因生物在中华人民共和国过境转移的，货主应当事先向国家出入境检验检疫部门提出申请，经批准方可过境转移，并遵守中华人民共和国有关法律、行政法规的规定。"以上几条规定是动物检疫审批的法律法规依据。

国家质量监督检验检疫总局公布的《进境动植物检疫审批名录》对动物检疫审批的范围做了如下规定。

（一）动物检疫审批

（1）活动物：动物（指饲养、野生的活动物，如畜、禽、兽、蛇、龟、虾、蟹、贝、蚕、蜂等）、胚胎、精液、受精卵、种蛋及其他动物遗传物质。

（2）食用性动物产品：生的肉类及其产品（含脏器）、鲜蛋、鲜奶。

（3）非食用性动物产品：皮张类［不包括蓝湿（牛）皮、已鞣制皮毛］、毛类（不包括洗净羽绒、洗净毛、碳化毛、毛条）、骨蹄角及其产品、明胶、蚕茧、动物源性饲料及饲料添加剂、鱼粉、肉粉、骨粉、肉骨粉、油脂、血粉、血液等，含有动物成分的有机肥料。

另外，农业部和国家质检总局曾联合发文（见农牧发〔2000〕21 号及〔2001〕第 144 号），对需要办理检疫审批的动物性饲料产品种类做了如下详细规定：动物性饲料产品是指源于动物或产自于动物的产品经工业化加工、制作的供动物食用的饲料，包括肉骨粉、骨粉、肉粉、血粉、血浆粉、动物下脚料、动物脂肪、干血浆及其他血液产品、脱水蛋白、蹄粉、角粉、鸡杂碎粉、羽毛粉、油渣、鱼粉、磷酸氢钙、骨胶，以及用上述原料加工制作的各类饲料。

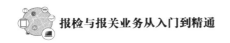

（二）特许审批

特许审批的动物包括动物病原体（如菌种、毒种等）、害虫以及其他有害生物，动物疫情流行国家和地区的有关动物、动物产品和其他检疫物（其他检疫物是指动物疫苗、血清、诊断液、动物性废弃物等），动物尸体。

凡进口国家禁止进境的检疫物，必须事先办理特许审批手续。

（三）过境动物检疫审批

根据《农业转基因生物安全管理条例》的规定，过境的转基因动物、动物产品及微生物也须由国家出入境检验检疫部门批准。

上述审批范围不是一成不变的，国家质检总局可根据法律法规的有关规定以及国务院有关部门发布的禁止进境物名录，及时制定、调整并发布需要检疫审批的动物及其产品名录。

（四）取消低风险产品的检疫许可规定

国家质检总局先后发布 2003 年 43 号公告和 2004 年 111 号公告，取消了蓝湿（牛）皮、已鞣制皮毛、洗净羽绒、洗净毛、碳化毛、毛条、工艺品用贝壳、水产品、蜂产品、蛋制品（不含鲜蛋）、奶制品（鲜奶除外）、熟制肉类产品（如香肠、火腿、肉类罐头、食用高温炼制动物油脂）、乳酸菌、酵母菌等动物产品的检疫许可要求。

二、报检单证要求

（1）填写信息正确、内容清晰的"入境货物报检单"。

（2）报检委托书原件。

（3）外贸合同、发票、装箱单、空运单。

（4）输入动物、动物产品需提供《中华人民共和国进境动植物检疫许可证》（以下简称《进境动植物检疫许可证》）；分批进口的，还需提供许可证复印件进行核销。

（5）输出国家或地区官方出具的检疫证书（正本）。

（6）原产地证。

（7）输入活动物的应提供隔离检疫场所审批证明。

（8）输入动物产品的应提供加工厂注册登记证书。

（9）以一般贸易方式进境的肉鸡产品报检时还需提供由外经贸部门签发的《自动登记进口证明》；外商投资企业进境的肉鸡产品，还需提供外经贸主管部门或省级外资管理部门签发的《外商投资企业特定商品进口登记证明》复印件。

（10）以加工贸易方式进境的肉鸡产品，还应提供由外经贸部门签发的《加工贸易业务批准证》。

（11）口岸检验检疫机构认为需要提供的其他必要文件。

三、报检审单结果

审单通过后，经现场检疫合格的，允许卸离运输工具，对运输工具、货物外包装、污染场地进行消毒处理后，将货物运往指定存放地点。

未经检验检疫机构检验检疫的货物，不得加工、销售、使用。

报检后，对于经检验检疫合格的入境货物，检验检疫机构签发"入境货物检验检疫证明"，准予加工、销售、使用；对于经检验检疫不合格的入境货物，检验检疫机构签发"检验检疫处理通知书"，并监督企业做退回或销毁处理。

四、报检时间

货主或其代理人应在货物入境前或入境时向口岸检验检疫机构报检，约定检疫时间。

（1）输入种畜、禽及其精液、胚胎的，应在入境 30 日前报检。

（2）输入其他动物的，应在入境 15 日前报检。

（3）输入上述以外的动物产品在入境时报检。

五、报检地点

货主或其代理人应在《进境动植物检疫许可证》规定的地点向检验检疫机构报检。《进境动植物检疫许可证》对检疫地点规定的一般原则如下。

（1）输入动物、动物产品和其他检疫物，向入境口岸检验检疫机构报检，由口岸检验检疫机构实施检疫。

（2）入境后需办理转关及后续监管的检疫物，除活动物和来自动植物疫情流行国家或地区的检疫物由入境口岸检疫外，其他均在指运地检验检疫机构报检并实施检疫。指运地一般为转关货物运输目的地和最终报关地。

（3）涉及品质检验且在目的港或到达站卸货时没有发现残损的，可在合同约定的目的地向检验检疫机构报检并实施检验。

第三节　入境植物及其产品报检

一、签约前检疫审批

（一）审批的规定

烟草、谷类、豆类、薯类、饲料、果蔬和植物栽培介质以及特许审批的禁止进境物，由国家质检总局审批。非禁止进境的植物繁殖材料的国外引种，由国务院农业或林业行政部门及省、市、自治区、直辖市农业厅和林业厅审批。

凡属于国家质检总局审批范围的，需填写"进境动植物检疫许可证申请表"，在网上向直属局申报，经直属局受理并初审合格后报国家质检总局审批。

引进非禁止进境繁殖材料的，按照国务院农业和林业部门及各省、自治区、直辖市农林部门的有关要求申请办理。

携带或邮寄植物繁殖材料入境的，因特殊原因无法事先办理检疫审批的携带人或邮寄人应当补办检疫审批手续。

（二）进境水果检疫审批的申请

1. 检疫审批条件

在合同或协议签订前，办理进境水果检疫审批需符合如下条件：

（1）输出国家或地区无重大疫情；

（2）符合中国动植物检疫法律法规的规定；

（3）符合有关双边协议；

（4）如为转基因产品，需到农业部申领许可证。

2. 检疫审批程序

（1）货主、物主或其代理人应事先填写好进境动植物检疫许可证，向国家质检总局提出申请。

（2）供展览用的进境水果，须经展览会所在地检验检疫机构签署意见；供直通车船、关前免税店、涉外酒店使用或销售的进境水果，必须经进境口岸检验检疫机构签署意见。

（3）经直属检验检疫局初审后，上报国家质检总局审批，对符合审批要求的签发《进境动植物检疫许可证》。

3. 检验及监管

（1）报检时提交《进境动植物检疫许可证》，及输出国家或地区官方动植物检疫机构签发的动植物检疫证书及产地证书等单证。

（2）进境水果无输出国家或地区官方检疫证书的，或者未办理检疫审批手续的，做退回或销毁处理。

（3）在港澳地区采购的水果，无法提供输出国官方检疫证书的，凭国家质检总局确认的港澳农产品检验机构出具的证明文件报检；边境小额贸易进境的水果，无植物检疫证书的，应事先征得直属检验检疫局的同意。

（4）供展览的疫区水果，必须事先向国家质检总局办理特许检疫审批手续。

（5）国家质检总局对向中国输出水果的国外果园、加工、存放单位实行注册登记制度。

（三）进境植物繁殖材料检疫申请的审批

1. 适用范围

进境植物繁殖材料的检疫范围为通过各种方式进口的用于各种途径的繁殖材料，包括植物种子、种苗及其他繁殖材料，栽培、野生的可供繁殖的植物全株或者部分，如植株、苗木、种子、接穗、芽体、块根（茎）、花粉、细胞培养材料（含转基因植物）等。

2. 检疫审批

（1）国家质检总局负责管理全国进境植物繁殖材料的检疫工作，各地出入境检验检疫机构负责检疫和监管工作。

（2）输入植物繁殖材料的，需事先办理检疫审批手续，并在合同中列明检疫要求。

（3）因科研、教学等特殊需要，从国外引进禁止进境的植物繁殖材料的引进单位，应向国家质检总局办理特许检疫审批手续。

（4）引进非禁止进境的植物繁殖材料，向农业部、林业部及各省、直辖市、自治区农业厅（林业厅）办理检疫审批手续。

（5）携带或邮寄植物繁殖材料进境的，事先没办理检疫审批手续的，应向入境口岸检验检疫机构补办检疫审批手续。

（6）引进带有土壤或生长介质的繁殖材料的，应向国家质检总局申办特许审批手续。引种单位、个人或其代理人应在植物繁殖材料入境前 10 ～ 15 日，将《进境动植物检疫许可证》或"引进种子、苗木检疫审批单""引进林木种子、苗木和其他繁殖材料检疫审批单"送入境口岸直属检验检疫局办理备案手续。

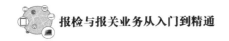
3. 检疫监督管理

引种单位、个人或其代理人应在植物繁殖材料进境前 7 天持经直属检验检疫局备案的《进境动植物检疫许可证》或"引进种子、苗木检疫审批单"、输出国家或地区的官方植物检疫证书、产地证书、贸易合同、信用证、发票及其他证单，向指定的检验检疫机构报检。

（四）进境栽培介质检疫审批的申请

1. 适用范围

进境栽培介质的检疫范围为进境的除土壤以外的人工或天然固体物质组成的栽培介质。

2. 条件

（1）栽培介质输出国或地区无重大疫情发生。

（2）必须是新合成或加工的，从工厂出口到运抵我国国境不超过 4 个月，且未经使用。

（3）进境栽培介质中不得带有土壤。

3. 检疫审批手续

使用单位应事先提出申请，在合同或协议签订前办理检疫审批手续。

（1）使用单位填写"进境动植物检疫申请表"，并出具有关栽培介质的成分、工艺、防感染措施、有害生物检疫报告等资料。首次进口的需提供样品，由指定实验室检验，并出具检验结果和风险评估报告。经审查合格，由国家质检总局签发《进境动植物检疫许可证》。

（2）使用单位需向口岸检验检疫机构申请注册登记。

4. 监督管理

国家质检总局对向我国输出贸易性栽培介质的国外生产、加工、存放单位实行注册登记制度，必要时派人员进行产地疫情调查。输出国或地区的官方植物检疫证书须注明栽培介质经检疫符合中国的检疫要求。带有栽培介质的进境参展植物在展览期间由所在地检验检疫机构负责检疫监管。

（五）入境粮食、饲料的检疫审批

（1）货主或代理人应在签订进口粮食、饲料贸易合同前办理检疫审批手续。

（2）将《进境动植物检疫许可证》中规定的检疫要求清晰列在进口合同中。

（3）办理检疫审批时，应提交申请单位法人资格证明复印件。

（4）进口货物如为转基因产品，需到农业部办理许可证。

（六）特许检疫审批程序

（1）引进的禁止入境物确属科研特殊需要，要求引进单位或个人提供上级主管部门的证明，详细说明"特批物"的品名、品种、产地和引进的特殊需要及使用方法。

（2）引进单位应该具有符合检疫要求的监管措施。

（3）办理检疫审批手续时，应该提交申请单位法人资格证明复印件和有关材料。

（4）当地检验检疫机构受理申请并初审，合格的申报国家质检总局审批。

（5）国家质检总局根据进境物的特殊需要和使用方式决定批准数量与检疫要求，指定入境口岸并委托有关口岸检验检疫机构核查和监督使用。

（七）进境植物繁殖材料隔离检疫圃资格的申请

隔离检疫圃由国家质检总局或各地直属出入境检验检疫局核准，授予相应的资格。隔离检疫圃分为国家圃、地方圃和专业圃，具体申请程序如下。

（1）申请成为国家圃或专业圃的隔离检疫圃，需事先向国家质检总局提出书面申请，同时提供隔离条件、设施、人员、管理等资料；国家质检总局进行资料审核，直属检验检疫局进行实地考察。

（2）地方圃由直属检验检疫局审批。

二、入境植物及植物产品的报检范围

植物是指栽培植物、野生植物及其种子、种苗和其他繁殖材料等。

植物产品是指来源于植物，未经加工或虽经加工仍然可能传播病虫害的产品，如粮食、豆类、棉花、油、麻、烟草、籽仁、干果、鲜花、蔬菜、生药材、木材和饲料等。

入境植物及植物产品的报检范围如下。

（1）烟草类、谷物类、豆类、薯类、饲料类、果蔬类、植物、植物繁殖材料和植物栽培介质。

（2）特许审批的植物病原体（包括菌种、病毒等）、害虫及其他有害生物、植物疫情流行地区的有关植物及其植物产品和其他检疫物。

植物繁殖材料是指种子、种苗及其他繁殖材料，栽培、野生的可供繁殖的植物全株或者部分，如植株、苗木、种子、接穗、芽体、块根（茎）、花粉、细胞培养材料（含转基因植物）等。

栽培介质是指进境的除土壤以外的一种或几种材料混合而成的具有储存养分、保持水分、透气良好和固定植物的人工或天然固体物质。

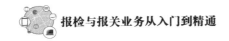

三、入境植物及植物产品的报检程序

（一）入境种子、苗木等繁殖材料的报检

1. 报检程序

入境种子、草木等繁殖材料的货主或代理人应在种子、草木入境前 7 天向检验检疫机构报检。

2. 报检单据

（1）"入境货物报检单"、贸易合同、发票、提单、《进境动植物检疫许可证》、"引进种子、苗木检疫审批单"及输出国官方植物检疫证书、产地证等有关文件。

（2）需调往目的地检验检疫的，还需目的地检验检疫机构出具"准许调入函"。

（3）来自美、日、韩以及欧盟 15 国的货物，应提供有关包装情况的证书和声明。

（二）入境水果、烟叶和茄科蔬菜的报检

1. 报检程序

入境水果、烟叶和茄科蔬菜的货主或代理人应在口岸向检验检疫机构报检，并约定检疫时间。

2. 报检单据

（1）入境货物报检单、随附合同、发票、提单、《进境动植物检疫许可证》、输出国官方检疫植物证书和产地证等文件。

（2）来自美、日、韩以及欧盟 15 国的货物，应提供有关包装情况的证书和声明。

（三）入境栽培介质的报检

入境栽培介质的货主或代理人应在栽培介质入境前，持检疫审批单向进境口岸检验检疫机构报检，并提供贸易合同、发票、信用证和输出国（地区）官方检疫证书，检疫证书上需注明经检疫符合中国的检疫要求。

（四）入境粮食、饲料的报检

1. 报检范围

入境粮食的报检范围为禾谷类、豆类、薯类等粮食作物的籽实及其加工产品；入境饲料的报检范围为粮食、油料经加工后的副产品。

2. 检疫审批

入境粮食、饲料的货主或代理人应在签订贸易合同前办理检疫审批手续，并将《进境动

植物检疫许可证》中规定的检疫要求列入合同中。

3. 应交单据

货主或代理人在粮食、饲料入境前向入境口岸检验检疫机构报检，报检单据包括"入境货物报检单""进境动植物检疫审批单"、贸易合同、发票、信用证、提单、输出国（地区）官方检疫证书、产地证，以及贸易文件（合同、信用证）规定的经验方法标准和成交样品等。

（五）其他植物产品的报检

（1）进口原木须附有输出国或地区的官方检疫证书，证明不带有中国关注的检疫性有害生物或双边植物检疫协定中规定的有害生物或土壤。进口原木有树皮的应在植物检疫证书注明除害处理方法、使用药剂、剂量、处理时间和温度；进口原木不带树皮的，应在植物检疫证书中做出声明。

（2）进口干果、干菜、原糖、天然树脂、土产类等，货主或代理人应该根据这些货物的不同种类，对于那些需要办理检疫审批的，如干辣椒等，在货物入境前办理检疫审批手续，取得检疫许可证。经检验检疫机构现场检疫、实验室检疫或检疫处理合格的，准予入境。

（3）进口植物性油类及植物性饲料，包括草料、颗粒状或粉状成品饲料的原料和配料以及随动物出入境的饲料，货主或代理人应在进口上述货物前持合同、发票、输出国官方检疫证书等有关文件向出入境检验检疫机构报检，约定检疫时间。经检验检疫机构实施现场检疫和实验室检疫合格的，准予入境。

（4）入境转基因产品的报检程序。

进境转基因产品的报检：货主或代理人在转基因产品入境前填写"入境货物报检单"，并在货物名称一栏中注明转基因产品，按规定提供有关单证，包括《农业部转基因生物安全证书》或相关批准文件和"农业部转基因生物标志审查认可批准文件"等有关资料，向检验检疫机构报检，约定检疫时间。经检验检疫机构检疫和实验室检疫合格的，准予入境。

过境转基因产品的报检：过境转基因产品入境时，货主或代理人须持规定的单证和过境转移许可证向进境口岸检验检疫机构申报，经检验检疫机构审核合格的，准予过境，并由出境口岸检验检疫机构监督其出境。对改变原包装及变更过境线路的过境转基因产品，按照规定重新办理过境手续。

第四节　入境食品报检

一、报检范围

入境食品报检范围为进口的食品、预包装食品、食品添加剂、食品容器、食品包装材料、食品用工具及设备，以及食品用工具设备的洗涤剂、消毒剂等。

食品是指各种供人食用或者饮用的成品和原料，以及按照传统既是食品又是药品的物品，如糖果类、坚果炒货类、肉制品类、罐头类、面制品类、蜜饯类、蜂产品类、蛋制品类、乳与乳制品类、饮料类、酒类、保健食品类、冷冻食品类等，但不包括以治疗为目的的物品。

预包装食品是指预先定量包装或者制作在包装材料和容器中的食品。

食品添加剂是指为改善食品品质和色、香、味，以及为防腐、保鲜和加工工艺的需要而加入食品中的人工合成或者天然物质。

食品容器、包装材料是指包装、盛放食品或者食品添加剂用的纸、竹、木、金属、搪瓷、陶瓷、塑料、橡胶、天然纤维、化学纤维、玻璃等制品和直接接触食品或食品添加剂的涂料。

食品用工具、设备是指在食品或者食品添加剂生产、流通、使用过程中直接接触食品或者食品添加剂的机械、管道、传送带、容器、用具、餐具等。

二、办理时限及结果

（一）办理时限

入境食品应在入境前或入境时向报关地检验检疫机构办理报检手续。

（二）办理结果

申请人向检验检疫机构提交纸面单据和电子报检数据后，各检验检疫机构检务部门审核合格的，当场受理报检并出具报检编号，电子报检数据自动转施检部门；审核不合格的，应及时告知申请人，待申请人补充或修改后重新提交报检申请。

三、办理流程（步骤）

（1）申请人提交电子报检数据和纸面单据。

（2）检验检疫机构对报检资格、报检时限和地点、电子报检数据和报检单据进行审核。

（3）检验检疫机构受理报检。

四、提交材料

对入境食品，除提供按一般入境货物报检时应提交审核的贸易及运输单证外，还须提供以下单据。

（一）入境食品添加剂

（1）注明产品用途（食品加工用）的贸易合同，或者贸易合同中买卖双方出具的用途声明（食品加工用）。

（2）食品添加剂完整的成分说明。

（3）进口企业是经营企业的，应提供加盖进口企业公章的工商营业执照或经营许可证复印件；进口企业是食品生产企业的，应提供加盖进口企业公章的食品生产许可证复印件。

（4）特殊情况下还应提供下列材料。

① 需办理进境检疫审批的，应提供进境动植物检疫许可证。

② 首次进口食品添加剂新品种，应提供卫生部准予进口的有关证明文件和经卫生部批准或认可的产品质量标准和检验方法标准文本。

③ 首次进口食品添加剂，应提供进口食品添加剂中文标签样张、说明书，并应在报检前经检验检疫机构审核合格。

④ 进口食品添加剂全部用来加工后复出口的，应提供输入国或者地区的相关标准或技术要求，或者在合同中注明产品质量安全项目和指标要求。

（二）进口食品报检应提交以下材料

（1）合同、发票、装箱单、提单等必要的凭证。

（2）相关批准文件。

（3）法律法规、双边协定、议定书以及其他规定要求提交的输出国家（地区）官方检疫（卫生）证书。

（4）首次进口预包装食品，应当提交进口食品标签样张和翻译件。

（5）首次进口尚无食品安全国家标准的食品，应当提交国务院卫生行政部门出具的许可证明文件。

（6）进口食品应随附的其他证书或证明文件。

五、进口食品换证

进口食品在内地销售前，进口商应持口岸签发的《进口食品卫生证书》，填写"入境货物报检单"申请在当地机构换发卫生证书。

六、进口食品包装产品检验

国家质检总局对食品包装进口商实施备案管理，对进口食品包装产品实施检验。

（1）应向到货地口岸检验检疫机构报检，填写报检单，提供《出入境食品包装备案书》（复印件），经检验合格的，由检验检疫机构出具"入境货物检验检疫证明"。

（2）检验检疫机构在对进口食品检验的同时，还要对食品包装进行抽查检验。

（3）对未经备案企业进口或生产的食品包装应实施批批检验检测。

（4）已列入《法检商品目录》的进口食品包装，凭《入境货物检验检疫证明书》换发"出入境货物包装性能检验结果单"；对未列入《法检商品目录》的进口食品包装实施抽查检验，并按照出口食品包装有关规定填写"出入境货物包装性能检验结果单"。

第五节　入境食品和动物饲料添加剂及原料报检

一、报检范围

入境食品和动物饲料添加剂及原料报检范围为列入《出入境检验检疫机构实施检验检疫的进出境商品目录》的124种人类食品和动物饲料添加剂及原料产品。

二、报检应提供的证单

除按规定提供出境货物报检单、合同、发票、箱单、提运单外，报检人还应该注意以下几点。

（1）对申报用于人类食品或动物饲料的添加剂及原料，报检时须注明用于人类食品加工或用于动物饲料加工。

（2）对申报仅用于工业用途，不用于人类食品或动物饲料的添加剂及原料，企业须提交贸易合同及非用于人类食品和动物饲料的添加剂及原料产品用途的证明。检验检疫类别为 R 或 S 的，准予入境；检验检疫类别非 R 或非 S 的，按规定实施品质检验。

（3）进口入境食品和动物饲料添加剂及原料产品时，外包装上须印明产品用途（用于食品加工或动物饲料加工或仅用于工业用途），所印内容必须与向检验检疫机构申报用途一致。

第六节　入境化妆品报检

一、报检范围

入境化妆品的报检范围为涂、搽、散布于人体表面任何部位（皮肤、毛发、指甲、口唇等）或口腔黏膜，以达到清洁、护肤、美容和修饰目的的产品。

二、报检程序

（1）进口化妆品必须经过标签审核，取得《进出口化妆品标签审核证书》或《标签审核受理证明》，方可报检。

（2）国家质检总局对进出口化妆品实施分级监督检验管理制度，按照品牌、品种将进出口化妆品的监督检验分为放宽级和正常级，根据日常监督检验结果，动态公布《进出口化妆品分级管理类目录》。

（3）检验检疫机构对进口化妆品及其生产企业实施卫生质量许可制度等监督管理措施。

（4）进口化妆品经营单位应到本地检验检疫机构备案。经过检验检疫合格的进口化妆品，必须在检验检疫机构的监督下加贴检疫标志。

三、报检单据

（1）入境货物报检单。

（2）进口贸易合同、发票、装箱单、提运单。

（3）进出口化妆品标签审核证书或进出口化妆品标签审核受理证明。

（4）来自疯牛病疫区国家或地区的进口化妆品，还要提供输出国或地区出具的官方动物检疫证书，说明该化妆品不含牛、羊的脑及神经组织、内脏、胎盘和血液（含提取物）等动物源性原料成分。

从法国进口不含任何牛羊动物源性原料成分的化妆品（A 类产品），必须提供法国香水美容化妆品工业联合会化妆品证书；进口含有牛羊动物源性原料成分的化妆品（B 类产品），必须提供法国香水美容化妆品工业联合会化妆品证书及使用的牛羊动物源性原料（含提取物）的风险分析报告和加工工艺等相关资料。同一国家的产品在同一口岸报检时，相同原料的风险分析报告可提供一次。

来自以色列的不含任何牛羊动物源性原料成分的化妆品（A 类产品），须提供以色列卫生部药品管理局化妆品证书；进口含有非禁止用的牛羊动物源性原料成分的化妆品（B 类产品），须提供以色列卫生部药品管理局化妆品证书及使用的牛羊动物源性原料（含提取物）的风险分析报告和加工工艺等相关资料。同一国家的产品在同一口岸报检时，相同原料的风险分析报告可提供一次。

来自日本的进口化妆品原料，进口非禁止用牛羊动物源性化妆品原料时，须提供日本官方出具的检疫证书和风险分析报告（同一口岸报检时，相同原料的风险分析报告可提供一次）；进口非牛羊动物源性化妆品原料时，须提供官方出具的检疫证书。这里要注意，进口非动物源性的化妆品原料时，出口国不出具证书，但要求生产厂商提供非动物源性产品声明。

第七节　入境玩具（抽查检验）报检

一、报检范围

入境玩具的报检范围主要为布绒玩具（软体填充玩具）、竹木玩具、塑胶玩具、乘骑玩具（承载儿童体重的玩具）、童车、电玩具、纸制玩具、类似文具类玩具、软体造型类玩具、弹射玩具、金属玩具、其他玩具等。

二、报检要求及随附单证

（一）报检分类

1. 入境一般报检

入境玩具的通关地与目的地属于同一检验检疫辖区的，由目的地检验检疫局完成报检。

2. 入境流向报检

入境玩具的通关地与目的地不属于同一检验检疫辖区（如萧山清关，货物可到其他地方检验，但检疫必须在萧山完成）的，通关地检验检疫合格后再转异地进行检验检疫的报检。

3. 异地施检报检

从其他口岸入境，口岸检验检疫机构要完成对外包装、运输工具及货物的检疫，货物到达目的地后，货主向目的地检验检疫局申请进行检验检疫的报检。

（二）报检单证

（1）入境货物报检单（原件）：入境一般报检、入境流向报检需按照《电子报检录入规范》录入，收到正式报检号后打印且加盖公章；异地施检报检需填上转单号并附上"入境货物调离通知单"（复印件）。

（2）外贸合同（确认书或函电）或信用证（复印件）。

（3）进口发票和装箱单（复印件）。

（4）提运单。

（5）质量证明（生产商出具）。

（6）报检单位为非入境产品收货人和代理报检公司的，应提供由收货人出具的《出入境检验检疫报检委托书》。

（三）特殊要求

入境玩具属国家强制性认证产品的，应提供相应的认证材料。

第八节　入境机电产品报检

一、机电产品的报检范围

（一）机电产品

机电产品的报检范围为金属制品、机械设备、交通运输工具、电器产品、电子产品、仪器仪表、电气设备等，以及其零部件与元器件。

（二）旧机电产品

旧机电产品是指具有下列情形之一的机电产品：

（1）已经使用（不含使用前测试、调试的设备），仍具备基本功能和一定使用价值的；

（2）未经使用，但超过质量保证期（非保修期）的；

（3）未经使用，但存放时间过长，部件产生明显有形损耗的；

（4）新旧部件混装的；

（5）经过翻新的，如旧压力容器类、工程机械类、旧电器类、旧车船类、旧印刷机械类、旧食品机械类、旧农业机械类等。

（三）进口电池产品

进口电池产品的报检范围为用于汽车、玩具、电器产品的各种电瓶、蓄电池与锂电池等。

（四）强制性产品认证

国家对涉及人类健康、动植物的生命和健康，以及环境保护和公共安全的产品实行强制性认证制度。凡列入《中华人民共和国实施强制性产品认证的产品目录》内的商品，必须经过指定的认证机构认证合格，取得指定认证机构颁发的认证证书，并加施认证标志后，方可进口。

实施强制性产品认证商品的收货人或其代理人在报检时除填写"入境货物报检单"并随附有关外贸证单外，还应提供认证证书复印件并在产品上加施认证标志。

二、进口许可证民用商品入境验证

民用商品入境验证是指对国家实行强制性产品认证的民用商品，在入境时由检验检疫机构核查其是否取得必需的证明文件。在《出入境检验检疫机构实施入境验证的进口商品目录》检验检疫类别中，标有"L"标记的进口商品的收货人或其代理人，在办理进口报检时，应当提供有关进口许可的证明文件。口岸检验检疫机构对这些认证文件进行验证，必要时对货证的相符性以及认证标记进行查验。

三、旧机电产品报检

（一）报检范围

旧机电产品报检的范围为所有进口的旧机电产品。旧机电产品是指已经使用过（包括翻新）的机电产品，如旧压力容器类、旧工程机械类、旧电器类、旧车船类、旧印刷机械类、旧食品机械类、旧农业机械类等。进口旧机电产品时，进口单位需向国家质检总局或其授权机构申请办理进口检验。

（二）报检应提供的证单

国家允许进口的旧机电产品的收货人在签订对外贸易合同前，应当向国家质检总局或者出入境检验检疫机构办理备案手续。报检时，报检人除需填制"入境货物报检单"，并提供合同、发票、提单、装箱单等必要的贸易性单据外，还需注意以下事项。

（1）进口属于《限制进口机电产品目录》，而不属于《旧机电产品禁止进口目录》的旧机电产品，报检时应提供外经贸主管部门签发的注明为旧机电的相关机电进口证明。

（2）进口属于《自动进口许可机电产品目录》或《自动进口许可的旧机电产品目录》，而不属于《旧机电产品禁止进口目录》的旧机电产品，报检时应提供外经贸主管部门签发的注明为旧机电的相关机电进口证明。

（3）进口属于由地方机电办签发许可证的《自动进口许可机电产品目录》，而不属于《旧机电产品禁止进口目录》，又不属于《自动进口许可的旧机电产品目录》内的旧机电产品，报检时应提供各地方机电办签发的注明为旧机电的相关机电进口证明。

（4）进口旧机电产品的单位，在签署合同或有约束力的协议时，必须按照国家安全、卫生、环保等法律、行政法规的规定明确该产品的检验依据及各项技术指标等的检验条款。对涉及国家安全、环保、人类健康的旧机电产品以及大型二手成套设备，进口单位必须在对外贸易合同中列明在出口国进行装运前预检验、监装等条款。国家规定必须进行装船前预检验的旧机电产品，报检时还应提供装运前检验证书。

（5）列入《中华人民共和国实施强制性产品认证的产品目录》的旧机电产品，用于销售、租赁或者专业维修等用途的，备案申请人在提交规定的备案申请资料的同时，还必须提供相应的"CCC认证"证明文件，国家特殊需要并经国家质检总局批准的除外。

（6）进口旧机电产品报检时，还需要提供《进口旧机电产品备案书》或《免予装船前检验证书》。按国家质检总局规定，有的旧机电产品可在直属检验检疫局备案，而有的则须由直属检验检疫局审核合格后再到国家质检总局进行备案。

（三）报检规定

凡列入《国家质检总局办理备案的进口旧机电产品目录》的进口旧机电产品，经所在地直属检验检疫局初审后，报国家质检总局备案；不在目录内的进口旧机电产品由所在地直属检验检疫局受理备案申请。

国务院国有资产监督管理委员会履行出资人职责的企业及其所属的经营性企业进口旧机电产品的备案申请由国家质检总局受理。

列入《不予备案的进口旧机电产品目录》的进口旧机电产品，除国家特殊需要并经国家质检总局批准的之外，进口旧机电产品备案机构一律不予受理备案申请。

（四）进口旧机电产品的报检应注意的事项

收／用货单位进口旧机电产品时，大致需要经过装运前检验、口岸查验、目的地检验三个环节。

1. 装运前检验

在《进口旧机电产品检验监管措施清单（2014年版）》（简称《检验监管措施清单》）中检索，若在《检验监管措施清单》中，收／用货单位可自行联系检验机构，申请装运前检验，并取得《装运前检验证书》。

2. 口岸查验

需要实施装运前检验的产品，凭《装运前检验证书》及相关必备材料向入境口岸检验检疫机构申报；无须实施装运前检验的产品，凭收／用货单位填写的《旧机电产品进口声明》及相关必备材料向口岸机构申报。

3. 目的地报检

货物在口岸申报后，收／用货单位凭"入境货物调离通知单"及相关必备材料向目的地检验检疫机构申请检验。

四、进口电池产品报检

（一）受理备案和报检范围

检验检疫机构对进出口电池产品实行备案制度，进出口电池产品只有备案后，才能报检。电池备案和报检的范围是海关商品编码8506.8507品目下的所有子目商品（含专用电器具配置的电池）。

（二）受理时限和地点

1.备案的受理时限和地点

进口电池产品的备案申请人（制造商、进口商或进口代理商等）在电池产品进口前应当向相关入境口岸或目的地检验检疫机构申请备案。

2.报检的受理时限和地点

进口电池的报检人在商品入境前或入境时向报关地检验检疫机构办理报检通关手续；在进境货物通关放行后20天内，向目的地检验检疫机构申请检验。

（三）报检需提交的单据

1.备案所需主要单据

进口电池产品备案时应提交以下文件并填写"进出口电池产品备案申请表"：

（1）法定代表人授权经办人员办理备案的委托授权书；

（2）进口电池产品的进口商或进口代理商资料；

（3）进口电池产品制造商对其产品汞含量符合中国法律法规的声明；

（4）电池制造商对电池产品的结构、电化学体系、品牌、规格型号、产地、外观及标记的文字说明。

（5）检验检疫机构要求提供的其他资料。

2.报检所需主要单据

（1）"出／入境货物报检单"、合同、发票、装箱单等常规报检单据。

（2）《进出口电池产品备案书》（正本）或其复印件。

（四）报检注意事项

（1）《进出口电池产品备案书》的有效期为一年。

（2）随机电产品进口的电池产品可不单独报检。

五、成套设备报检

（一）什么是成套设备

符合以下两个条件中任意一个的，即为成套设备。

（1）完整的生产线、成套装置设备（含工程项目和技术改造项目中的成套装置设施和与国产设备配套组成的成套设备中的进口关键设备）。

（2）能够生产、制造、加工／转换某种能源、原材料、半成品、成品的系列机械电气设备或为某一整体目的服务而配置的由机械电气设备构成的系统。

（二）成套设备报检的要求

（1）需结合安装调试进行检验的以及在口岸开件后难以恢复包装的商品，应在收货人所在地检验检疫机构报检并检验。

（2）对大型成套设备，应当按照对外贸易合同约定监造、装运前检验或者监装。收货人保留到货后最终检验和索赔的权利。出入境检验检疫机构可以根据需要派检验人员参加或者组织实施监造、装运前检验或者监装。

（3）出入境检验检疫机构对检验不合格的进口成套设备及其材料，签发不准安装使用通知书。经技术处理，并经出入境检验检疫机构重新检验合格的，方可安装使用。

（4）成套设备中涉及旧机电产品的，按照旧机电产品的相关规定处理，并提供相应的证明文件。

六、进口医疗器械报检

进口医疗器械进口时，进口医疗器械的收货人或者其代理人应当向报关地检验检疫机构报检，并提供下列材料：

（1）报检规定中要求提供的单证；

（2）属于《实施强制性产品认证的产品目录》内的医疗器械，应当提供中国强制性认证证书；

（3）国务院药品监督管理部门审批注册的进口医疗器械注册证书；

（4）进口单位为一、二类进口单位的，应当提供检验检疫机构签发的进口单位分类证明文件。

七、以氯氟烃物资为制冷剂、发泡剂的家用电器产品和压缩机等机电产品

禁止进口和出口以氯氟烃（CFCS）物资为制冷剂的工业、商业用压缩机。从 2007 年 9 月 1 日起，禁止进口、出口以氯氟烃物质为制冷剂、发泡剂的家用电器产品和家用电器产品用压缩机。

在进口上述以非 CFCS 为制冷剂的相关机电产品时，进口经营者应向检验检疫机构提供产品为非 CFCS 制冷剂的书面保证以及为非 CFCS 制冷剂、发泡剂的证明。

出入境检验检疫机构对上述证明材料进行符合性确认后，方可准予进口。

第九节　入境汽车报检

一、入境汽车报检范围

入境汽车的报检范围为列入《法检商品目录》的汽车，以及虽未列入但国家有关法律法规明确由检验检疫机构负责检验的汽车。

运输动植物工具的检疫和卫生检疫不属于入境汽车的报检范围。

进口机动车辆必须先报检，经检验合格并取得证明后，才能向交通车辆管理机构申报领取行车牌照。

二、入境汽车报检要求

（1）进口汽车的收货人或其代理人应持有关证单在进境口岸或到达站办理报检手续。

（2）进口汽车入境口岸检验检疫机构负责进口汽车入境检验工作，用户所在地检验检疫机构负责进口汽车质保期内的检验管理工作。

（3）转关到内地的进口汽车，视通关所在地为口岸，由通关所在地检验检疫机构负责检验。

（4）对大批量进口汽车，应在对外贸易合同中约定在出口国装运前进行预检验、监造或监装。

（5）经检验合格的进口汽车，由口岸检验检疫机构签发"入境货物检验检疫证明"，并一车一单签发"进口机动车辆随车检验单"；用户在国内购买进口汽车时必须取得检验检疫机构签发的"进口机动车辆随车检验单"和购车发票。

（6）在办理正式牌证前到所在地检验检疫机构登检、用"进口机动车辆随车检验单"换发《进口机动车辆检验证明》，作为到车辆管理机关办理正式牌证的依据。

（7）从 2008 年 3 月 1 日起，检验检疫机构对进口机动车辆实施车辆识别代号（VIN）入境验证管理。进口机动车辆识别代号必须符合国家强制性标准要求，对不符合上述标准的进口机动车，禁止进口。

三、进口汽车报检时应提供的证单

（一）直接从国外进口汽车

直接从国外进口汽车，收货人或代理人在入境口岸报检时应提供：

（1）报检单、合同、发票、提（运）单、装箱单；

（2）进口安全质量许可证复印件；

（3）非 CFC-12 为制冷工质的汽车空调器压缩机的证明；

（4）海关出具的《进口货物证明》正本及复印件；

（5）有关技术资料。

（二）通过国内渠道购买进口汽车

通过国内渠道购买进口汽车的用户在报检时应提供"入境货物报检单"或"进口机动车辆报检单"、口岸检验检疫机构签发的"进口机动车辆随车检验单"和海关出具的《进口货物证明》的正本及复印件。

第十节　入境石材、涂料报检

一、报检范围

入境石材、涂料报检的范围为所有进口的石材和涂料。

二、入境石材的报检要求及单据

（1）报检人应在货物入境前到入境口岸检验检疫机构报检。

（2）报检时除提供合同、发票、提单和装箱单等外贸单证外，还应提供符合分类要求的石材说明书，注明石材原产地、用途、放射性水平类别和适用范围等。

（3）报检人未提供说明书或者说明书中未注明要求的，均视为使用范围不受限制，检验时依据最严格限量要求进行验收。

三、入境涂料的报检要求及单据

（一）登记备案

（1）国家质检总局对进口涂料的检验采取登记备案、专项检测制度。

（2）进口涂料的生产商、进口商和进口代理商根据需要，可以向备案机构申请进口涂料备案。备案申请应在涂料进口之前（至少2个月）向备案机构申请。

（3）国家质检总局指定的进口涂料备案机构和专项检测实验室分别负责进口涂料的备案和专项检测。

（二）报检要求及应提供的证单

1. 提供单据

报检人对入境涂料申请报检时除提供合同、发票、提单和装箱单等资料外，对已经备案的涂料还应同时提交《进口涂料备案书》或其复印件。

2. 检验规定

检验检疫机构按照以下规定实施检验。

（1）核查《进口涂料备案书》的符合性。

（2）专项检测项目的抽查。同一品牌涂料的年度抽查比例不少于进口批次的10%；每次批次抽查不少于进口规格型号种类的10%；所抽取样品送专项检测实验室进行专项检测。

（3）对未经备案的进口涂料，检验检疫机构接受报检后，按照有关规定抽取样品，并由报检人将样品送专项检测实验室检测，检验检疫机构根据专项性检测报告进行符合性核查。

（4）经检验合格的进口涂料，检验检疫机构签发"入境货物检验检疫证明"。经检验不合格的进口涂料，检验检疫机构出具检验检疫证书，并报国家质检总局。对专项检测不合格的进口涂料，收货人须将其退运出境或者按照有关规定妥善处理。

（三）进口检验内容

（1）核查《进口涂料备案书》的符合性。

（2）抽查：年度抽查不少于批次的 10%，每批次抽查同型号规格不少于 10%，所抽取样品送专项检测实验室进行专项检测。

（3）未备案进口：抽查、检测、对照标准进行符合性核查。

第十一节　入境可用作原料的废物报检

一、入境可用作原料的废物

入境可用作原料的废物是指以任何贸易方式和无偿提供、捐赠等方式进入中华人民共和国境内的可用作原料的废物（含废料），具体包括：

（1）固体可用作原料的废物；

（2）工业固体可用作原料的废物；

（3）城市生活垃圾；

（4）危险废物。

二、报检范围

（1）为加强对进口废物的管理，国家将进口废物分两类进行管理：一类是禁止进口的废物；一类是可作为原料但必须严格限制进口的废物。

（2）对国家禁止进口的废物，任何单位和个人都不准从事此类废物的进口贸易以及其他经营活动。

（3）对可作为原料但必须严格限制进口的废物，国家制定了《限制进口类可用作原料的废物目录》和《自动进口许可管理类可用作原料的废物目录》，目录内的废物须由国家环保总局统一审批，并由检验检疫机构实行强制性检验检疫。

三、申请进口可用作原料的废物必须符合的条件

（1）申请进口可用作原料的废物的企业必须是依法成立的企业法人，并具有利用进口可用作原料的废物的能力和相应的污染防治设备。

（2）申请进口的废物已列入《限制进口类可用作原料的废物目录》或《自动进口许可管

理类可用作原料的废物目录》。

（3）进口废物前，废物进口单位应事先取得国家环保总局签发的《进口废物批准证书》。

（4）检验检疫机构对进口可用作原料的固体废物实行装运前检验制度。签订的进口合同中，必须明确进口废物的品质和装运前检验条款；约定进口废物必须由中国检验检疫机构指定或认可的其他检验机构实施装运前检验，检验合格后方可装运。

（5）检验检疫机构对进口可用作原料的固体废物的国外供货商、国内收货人实行注册登记制度。

（6）进口可用作原料的废物的卫生和动植物检疫项目主要是检疫病媒昆虫、啮齿动物、病虫害、致病微生物。

四、报检要求

（1）入境可用作原料的废物到达口岸后，货主或其代理人应立即向口岸或到达站检验检疫机构报检，并由检验检疫机构根据不同性质特点实施卫生检验、检疫处理及环保项目的检验，经检验合格后，予以放行。

（2）通关后可用作原料的废物的品质检验由收／用货地检验检疫机构实施。

（3）品质检验合格的由检验检疫机构签发"入境货物检验检疫证明"，准予销售、使用。

（4）经检验不符合有关规定或合同约定的，由检验检疫机构签发品质证书，以作为对外索赔的依据。

五、入境废物报检时应提供的证单

入境废物报检时应填写"入境货物报检单"并提供如下证单：

（1）对外贸易合同、提单、发票、装箱单；

（2）国家环保总局签发的《进口废物批准证书》（正本），并复印留存；

（3）企业废物利用风险报告书；

（4）国家质检总局认可的检验机构签发的装运前检验证书（正本）；

（5）国外供货商、国内收货人注册登记证书复印件；

（6）自陆运口岸进口的废物，报检时还必须提供出口国官方机构出具的检验合格证书。

第十二节　入境特殊物品报检

一、报检范围

入境特殊物品报检的范围为微生物、人体组织、生物制品、血液及其制品等物品。

二、报检要求

（1）入境特殊物品的卫生检疫管理实行卫生检疫审批、现场查验和后续监督管理制度。

（2）报检人必须办理卫生检疫审批手续，未经检验检疫机构许可不准入境。

（3）入境特殊物品的货主或其代理人应当在交运前向入境口岸直属检验局办理特殊物品审批手续，受理申请的直属检疫局对申请材料进行审查，并在20个工作日内做出准予许可或者不准予许可的决定，20日内不能做出决定的，经负责人批准可以延长10个工作日。准予许可的，应当签发"卫生检疫审批单"。

（4）供移植用器官因特殊原因未办理卫生检疫审批手续的，入境时检验检疫机构可以先予放行，货主或其代理人应当在放行后10日内申请补办卫生检疫审批手续。

（5）邮寄、携带入境特殊物品，因特殊情况未办理卫生检疫审批手续的，检验检疫机构应当予以截留，要求按照规定办理卫生检疫审批手续，受理报检的口岸检验检疫机构对出入境特殊物品实施现场检验，经检疫合格后方可放行。

（6）凡国家禁止进口的特殊物品禁止入境。

三、报检应提供的单据

入境特殊物品报检时，报检人须携带"入／出境特殊物品卫生检疫审批单"及合同、发票、提单等相关资料，到口岸检验检疫局办理入境手续。

第十三节　入境展览品报检

一、报检范围

参加国际展览的入境展览物品及其包装材料、运输工具均应实施检验检疫。

二、报检要求

（1）展览物品入境前或入境时，货主或其代理人应持有关证单向检验检疫机构报检。入境展品不必进行品质检验，并免予3C认证。

（2）入境展览品运抵存放地后，检验检疫人员实施现场检疫，经现场检疫合格或检疫处理合格的展览物品，可以进入展馆展出，经检疫不合格又无有效处理方法的做退运或销毁处理。

（3）入境展览物品仅供用于展览，未经许可不得改作他用。展览会结束后，所有入境展览物品须在检验检疫人员的监管下由货主或其代理人做退运、留购或销毁处理。

（4）对于留购的展览物品，报检人应重新办理有关检验检疫手续。对于退运的展览物品，需出具官方检疫证书的应在出境前向出入境检验检疫机构报检，经检疫或除害处理合格后，出具有关证书，准予出境。

（5）入境展览物为旧机电产品的应按旧机电产品备案手续办理相关证明。

三、报检应提供的单据

对入境展览品报检时，报检人应提供报检单、外贸合同（或参展函电）、发票、提（运）单等有关证单。对于需进行检疫审批的动植物及其产品，报检人应提供相应的检疫审批手续。

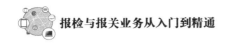

第十四节　来自疫区的货物报检

一、疫区的概念

在我国，疫区就是世界卫生组织（WHO）或世界动物卫生组织（OIE）或国际植物保护公约（IP-PC）公布并经国家质检总局认可的符合传染病流行特征或动植物疫病流行特征的发生传染病或其他疫情的国家或地区。疫区分为动物传染疫区、植物疫区、人类传染疫区。

二、来自疫区货物的检疫

一般而言，来自动植物疫区的动植物及其产品是不能入境的。例如，美国发生了禽流感，我国禁止直接和间接从美国进口禽鸟及其产品。对于与具体疫情无关的货物，检疫要求没有特别的变化。

三、来自疫区货物检疫处理

（一）动物检疫处理

动物检疫处理是指检验检疫机构对检疫不合格的动物、动物产品及其他检疫物所采取的强制性的处理措施。检疫处理的方式有除害、扑杀、销毁、退回或封存、不准出境、不准过境等。

根据检疫结果，对需要进行检疫处理的动物、动物产品和其他检疫物，由口岸检验检疫机构签发相关单证，通知货主或其代理人进行检疫处理，由口岸检验检疫机构监测处理结果，或由口岸检验检疫机构指定的或认可单位的按要求进行处理。

（二）植物检疫处理

植物检疫处理的要求与动物检疫处理要求基本一致，但也有所不同。一旦在上述入境物品中发现疫情，就要做熏蒸、热处理、消毒等检疫除害处理；不做除害处理的，不准入境或过境，已经入境的做退回或销毁处理。

对经检疫不合格的检疫物，由口岸检验检疫机构签发"检疫处理通知单"。对能够通过除害处理达到要求的货物，做除害处理；不进行除害处理或除害处理后仍不符合要求的，做退回或者销毁处理。

经检疫合格或经除害处理合格的出入境检疫物，由口岸检验检疫机构签发"入境货物通知单"，准予入境。

（三）卫生处理

卫生处理是指隔离、留验和就地诊验等医学措施，以及消毒、除鼠、除虫等卫生措施。检验检疫机构对出入境的交通工具、人员、集装箱、尸体、骸骨以及可能传播检疫传染病的行李、货物、邮包等实施检疫查验、卫生监督和卫生处理。

四、禁止入境的疫区货物

为了确保把疫情拒于国门之处，保护我国人民生命财产安全和农、林、牧、渔业的安全，国家规定了《进境植物禁止进境名录》和《国家禁止进口的血液及其制品的品种》，具体明确禁止进境物。当某一国家发生新的疫情时，国家质检总局根据需要发出公告，禁止可能染疫的物品及其相关产品入境，直到疫情解除。各检验检疫机构应针对禁止进境物进行严格把关。因科学研究等特殊原因需要引进禁止进境物品的，必须事先提出申请，经国家质检总局批准，凭批准证明文件报检。

第十五节 入境货物木质包装报检

一、报检范围

入境货物木质包装报检范围为输往我国的货物木质包装及木质铺垫材料。这里的货物木质包装是指用于承载、包装、铺垫、支撑、加固货物的木质材料，如木板箱、木条箱、木托盘、木框、木桶、木轴、木楔、垫木、衬木等。利用胶合板、纤维板等人造板材制造的木质包装除外。

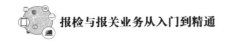

二、报检要求

来自美国、日本、韩国和欧盟的货物（不论是否列入《出入境检验检疫机构实施检验检疫的进出境商品目录》）及入境货物的木质包装，在入境口岸清关的，货主或其代理人需向口岸海关办理报关手续。申请转关运输或直通式转关运输的货物，货主或其代理人应按规定向指运地检验检疫机构报检，并向指运地海关办理报关手续。

三、报检应提供的单据

（一）从美国、日本输入的货物木质包装

从美国、日本输往我国的货物入境时，根据货物的包装情况，货主或其代理人按如下规定向检验检疫机构提供有关证书或声明。

（1）使用针叶树木制作木质包装的，提供由美国、日本官方检疫部门出具的符合要求的植物检疫证书。

（2）使用非针叶树木制作木质包装的，需提供由出口商出具的《使用非针叶树木质包装声明》。

（3）未使用木质包装的，需提供由出口商出具的《无木质包装声明》。

凡未提供有效植物检疫证书或有关声明的，检验检疫机构不予受理报检。

（二）从韩国输入的货物木质包装

从韩国输往我国的货物入境时，根据货物的包装情况，货主或其代理人按如下规定向检验检疫机构提供有关证书或声明。

（1）使用针叶树木制作木质包装的，需在出口前进行热处理或经中方认可的其他有效除害处理，并由韩国官方检疫部门出具植物检疫证书证明进行了上述处理。入境时，货主或其代理人须提交韩国官方检疫部门出具的符合要求的植物检疫证书，向检验检疫机构报检。

（2）使用非针叶树木制作木质包装的，需提供由出口商出具的《使用非针叶树木质包装声明》。

（3）未使用木质包装的，需提供由出口商出具的《无木质包装声明》。

（三）从欧盟输入的货物木质包装

从欧盟输往我国的货物入境时，根据货物的包装情况，货主或其代理人按如下规定向检验检疫机构提供有关证书或声明（仅为欧盟东扩前的15个国家。对于来自欧盟东扩后新增加

的成员国的货物，暂不执行此规定）。

（1）使用木质包装的，提供由欧盟官方检疫部门出具的符合要求的植物检疫证书。

（2）无木质包装的，提供由出口商出具的《无木质包装声明》。

（四）来自其他国家的货物木质包装

对于来自其他国家应实施检疫的货物的木质包装，报检人在报检时应提供我国要求提供的证单，如《植物检疫证书》或《热处理证书》等。

第四章

报检业务操作实务

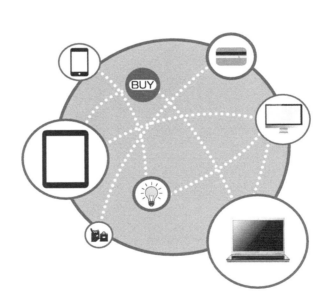

报检员在掌握前三章所介绍的检验检疫相关知识、法律要求、流程后，接下来就需要了解出入境报检单的填写要求及在"互联网+"背景下各项业务的操作指南，以便高效率地完成报检工作，最终提升报检工作效率。

第一节　出入境报检单的填写

报检单是国家检验检疫部门根据检验检疫、鉴定工作的需要，为保证检验检疫工作规范化和程序化而设计的。报检单是报检员根据有关法律、行政法规或合同约定向检验检疫机构申请对某种货物实施检验检疫、鉴定意愿的书面凭证，也是申请人正式向检验检疫机构申请检验检疫、鉴定，以取得该批货物合法出口的合法凭证，同时还是检验检疫机构对出入境货物实施检验检疫时启动检验检疫程序的依据。

一、出入境货物报检单填制总体要求

（1）每份报检单只限填报一批商品。不同的合同要分开填报；同一合同不同的品名要分开填报（即要求同一品名，同一运输工具，运往同一地点，同一收发货人，同一报关单的货物报一批）；同一合同的各种货物混装在一个包装箱内的，需提供报检商品清单（清单内容要求包括海关编码、商品名称、数／重量、计量单位、单价以及商品总值）。

（2）要确保所填制的报检单字迹清晰，项目填写齐全；有些栏目内容确实无法填写的，应注明"无"或标注"／"；任何人不得擅自涂改已受理报检的单据。

（3）中英文内容要完全一致，报检单必须用打字机缮制。

（4）要详细填写联系人、电话号码等信息，填写完成要加盖报检单位公章；报检日期按检验检疫机构受理报检日期填写。

二、出境货物报检单的填制

（一）填写规范

"出境货物报检单"如表 4-1 所示。

表 4-1 中华人民共和国出入境检验检疫
出境货物报检单

报检单位（加盖公章）：   ＊编号：＿＿＿＿＿＿＿＿

报检单位登记号：   联系人：   电话：   报检日期：＿＿年＿月＿日

发货人	（中文）				
	（外文）				
收货人	（中文）				
	（外文）				
货物名称（中／外文）	HS 编码	产地	数／重量	货物总值	包装件数及种类

运输工具名称及编号		贸易方式		货物存放地点	
合同号		信用证号		用途	
发货日期		输往国家（地区）		许可证／审批单号	
起运地		到达口岸		生产单位注册号	
集装箱规格、数量及号码					

特殊条款	标记及号码	随附单据（划"√"或补填）	
		□合同	□包装性能结果单
		□信用证	□许可／审批文件
		□发票	□
		□换证凭单	□
		□装箱单	□
		□厂检单	□

需要证单名称（划"√"或补填）		＊检验检疫费	
□品质证书 ＿＿正＿＿副	□植物检疫证书 ＿＿正＿＿副	总金额	
□质量证书 ＿＿正＿＿副	□熏蒸／消毒证书 ＿＿正＿＿副	（人民币元）	
□数量证书 ＿＿正＿＿副	□出境货物换证凭单＿＿正＿＿副	计费人	
□兽医卫生证书 ＿＿正＿＿副	□		
□健康证书 ＿＿正＿＿副	□	收费人	
□卫生证书 ＿＿正＿＿副	□		
□动物卫生证书 ＿＿正＿＿副	□		

（续表）

报检员郑重声明： 　1.本人被授权报检。 　2.上述填写内容正确属实，货物无伪造或冒用他人的厂名、标志、认证标志，并承担货物质量责任。 　　　　　签名：＿＿＿＿＿＿	领 取 证 单	
	日期	
	签名	

注："*"号栏由出入境检验检疫机关填写。　　　　　国家出入境检验检疫局制

[1-2（2000.1.1）]

1. 发货人

发货人是指本批货物的贸易合同中卖方名称或信用证中的受益人的名称，如需要出具英文证书，还需填写英文名称。

2. 收货人

收货人是指本批出境货物的贸易合同中或信用证中的买方的名称，如需要出具英文证书，还需要填写英文名称。

3. 货物名称

货物名称按贸易合同或信用证所列货物名称填写。

4. HS 编码

HS 编码是指商品税目编号，即货物对应的海关商品代码，一般为 8 位或 10 位数字。

5. 产地

产地是指货物的生产／加工的省（自治区、直辖市）以及地区（市）名称，一般填 CHINA 或具体地名。

6. 数／重量

填写报检货物的数／重量时，重量一般为净重，如填写成毛重，或以毛重作净重则需注明。

7. 货物总值

货物总值栏按本批货物合同或发票上所列的总值填写，如同一报检单报检多批货物，需列明每批货物的总值。这里需注意，如申报货物总值与国内、国际市场价格有较大差异，检验检疫机构保留核价权力。

8. 包装件数及种类

包装件数及种类是指本批货物运输包装的件数及种类，与提单上同一栏目一致。

9. 运输工具名称及编号

运输工具名称及编号栏填写货物实际装载的运输工具类别名称（如船舶、飞机、汽车、火车等）及运输工具编号（船舶识别号、飞机航班号、车牌号码、火车车次）。报检时，未能确定运输工具编号的，可只填写运输工具类别，如海运，则填 BYSEA 或填"船舶"。

10. 贸易方式

该栏按照合同填，主要包括：

（1）一般贸易；

（2）来料加工；

（3）边境贸易；

（4）进料加工；

（5）其他贸易等。

该栏也可填其简称或监管方式代码，如一般贸易："G.T.""0110"。

11. 货物存放地点

货物存放地点是指本批货物装船前存放的地点位置，一般填装运港。

12. 合同号

合同号是指贸易双方就本批货物出境而签订的贸易合同编号。

13. 信用证号

信用证号是指本批货物所对应的信用证编号。

14. 用途

用途是指本批货物出境的用途，如种用、食用、观赏或演艺、实验、药用、饲用、加工等，一般填"其他"或空着此栏。

15. 发货日期

发货日期栏一般填预计出运日期，由检验检疫机构填写。

16. 输往国家（地区）

输往国家栏一般填目的国家（地区）。

17. 许可证／审批单号

对国家出入境检验检疫局已实行《出口商品质量许可证制度目录》下的出口货物和其他实行许可制度、审批制度管理的货物，报检时填写安全质量许可证编号或审批单编号。实务中如有则填许可证号码，否则空着此栏。

18. 起运地

起运地是指装运本批货物离境的交通工具的起运口岸／地区城市名称。

19. 到达口岸

到达口岸是指装运本批货物的交通工具最终抵达目的地停靠的口岸名称。

20. 生产单位注册号

生产单位注册号是指生产／加工本批货物的单位在检验检疫机构的注册登记编号，一般空着或由商品检验检疫机构填写。

21. 集装箱规格、数量及号码

集装箱规格、数量及号码栏填写装载本批货物的集装箱规格（如 40 英尺[①]、20 英尺等）以及分别对应的数量和集装箱号码全称。若集装箱太多，可用附单形式填报。

22. 特殊条款

特殊条款是指贸易合同或信用证中贸易双方对本批货物特别约定而订立的质量、卫生等条款和报检单位对本批出境货物的检验检疫的其他特别要求。该栏根据合同和信用证填写，如无则空着此栏。

例如，信用证规定："INSPECTION CERTIFICATE OF QUALITY MUST STATE THAT THE PRODUCTS HAVE BEEN FROZEN AND STORED MINUS 18 CENTIGRADE DEGREE OR BELOW."这是要求出入境商检局检验后出具质量商检证书，并证明产品已于零下 18 摄氏度以下保存，故应将本条款反映在此栏。

23. 标记及号码

标记及号码栏填写装船唛头，如无则填写"N/M"。

24. 随附单据

如有随附单据，应在对应的位置打"√"。出境货物报检时须提交的单据有合同、商业发票、信用证、装箱单、磅码单、厂检单、包装性能结果单等。

25. 需要证单名称

需要检验检疫机构出具的证单，应在对应的位置打"√"，并注明所需证单的正副本的数量。法定检验检疫的进出境货物的收发货人或其代理人向检验检疫机构报验，对产地和报关地一致的出入境货物，经检验合格的予以放行；对产地和报关地不一致的出境货物出具"出境货物换证凭单"，然后经检验合格后予以放行。例如，冷冻豆荚属于法定检验检疫货物，所以经商检局检验合格后才能予以放行，此栏中应另加这一项目。另外，信用证条款所需单据中要求："+INSPECTION CERTIFICATE OF QUALITY IN 2"，即需提供品质商检证书一式两份，其中至少一份为正本。

---

① 1英尺=0.3048米，余同。

26. 报检员郑重声明

报检员郑重声明栏必须有报检员的亲笔签名。

27. 编号和报检日期

编号由商品检验检疫机构编制，如 3802002011869。

（二）注意事项

（1）报检员必须按规定认真填写要求报验的检验申请单，每份申请单只限填报一批商品，并做到书写工整，字迹清晰，不随意涂改，项目填写齐全，译文准确，中文与译文内容一致。最后要加盖报验单位公章。

（2）报检员对所需检验证书的内容如有特殊要求的，应预先在检验申请单上申明。

（3）报检员应预先约定抽样检验、签订的时间并提供进行抽样和检验鉴定等必要的工作说明。

（4）已报验的出口商品，如国外开来信用证修改函有涉及与商检有关的条款，报验企业必须及时将修改函送商检机构，办理更改手续。

（5）报检员因特殊原因需撤销报验时，应书面申明原因，然后才可以办理撤销手续。

三、入境货物报检单的填制

（一）基本规定

（1）必须使用国家局统一制定并统一印刷的报检单，目前使用的入境货物报检单格式编号为 [1-1（2000.1.1）]。

（2）入境报检以书面报检单和电子报检信息并存的形式进行，必须确保书面报检单和电子报检信息完全一致。

（3）必须按照所申报的货物内容填写报检单，填写内容必须与随附单据相符，并确保完整、准确、真实，且做到无涂改，对无法填写的栏目或无此内容的栏目，统一填写"***"。

（4）填制完毕的报检单必须加盖报检单位公章或已经向检验检疫机关备案的"报检专用章"，同时报检员应在签名栏签名，注意必须是本人手签，不得代签。

（5）填制完毕的报检单在发送数据和办理报检手续前必须认真审核，检查是否有错填、漏填的栏目，所填写的内容是否与随附单据一致，防止因填单差错而延误办理报检手续。

（6）其余规定按《出入境检验检疫报检规定》执行。

"入境货物报检单"如表 4-2 所示。

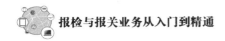
表 4-2　中华人民共和国出入境检验检疫
入境货物报检单

报检单位（加盖公章）：　　　　　　　　　　　　　　　　*编　号_____

报检单位登记号：　　　联系人：　　　电话：　　　报检日期：____年__月__日

收货人	（中文）		企业性质（划"√"）	□合资　□合作　□外资
	（外文）			
发货人	（中文）			
	（外文）			

货物名称(中/外文)	HS 编码	原产国（地区）	数/重量	货物总值	包装种类及数量

运输工具名称及编号			合同号	

贸易方式		贸易国别（地区）		提单/运单号	
到货日期		起运国家（地区）		许可证/审批号	
卸货日期		起运口岸		入境口岸	
索赔有效期		经停口岸		目的地	

集装箱规格、数量及号码	

合同、信用证订立的检验检疫条款或特殊要求		货物存放地点	
		用途	

随附单据（划"√"或补填）		标记及号码	*外商投资资产（划"√"）	□是　□否

随附单据		标记及号码	*检验检疫费	
□合同　　　□到货通知 □发票　　　□装箱单 □提/运单　　□质保书 □兽医卫生证书　□理货清单 □植物检疫证书　□磅码单 □动物检疫证书　□验收报告 □卫生证书　　□ □原产地证　　□ □许可/审批文件　□			总金额（人民币元）	
			计费人	
			收费人	

（续表）

报检员郑重声明： 1. 本人被授权报检。 2. 上述填写内容正确属实。 签名：＿＿＿＿＿	领取证单	
	日期	
	签名	

注：有"*"号栏由出入境检验检疫机关填写。　　　　　　◆国家出入境检验检疫局制

[1－2（2000.1.1）]

（二）填单制单说明

1. 报检单位（加盖公章）

（1）报检单位是指在检验检疫机构备案，有权从事报检业务的法人或其他组织。

（2）此栏要填写报检单位的中文名称，并加盖报检单位公章或已向检验检疫机构备案的"报检专用章"。

2. 编号

编号是指检验检疫机构受理报检后生成的正式报检号。电子报检后自动生成 15 位数的编号。

3. 报检单位登记号

报检单位登记号是指报检单位在检验检疫机构备案后取得的 10 位数代码。

4. 联系人

该栏填写报检这批货物的报检员的姓名。

5. 电话

该栏填写报检员的联系电话。

6. 报检日期

该栏填写检验检疫机构接受入境货物的收发货人或受其委托的代理报检企业报检的日期。

（1）直通式电子报检中，数据发送的日期一般就是受理报检日期。

（2）非直通式电子报检中，受理报检的日期和企业发送数据、制单的日期往往不同。

7. 收货人

该栏填写外贸合同中的收货方。

这里需要注意：（1）在出现贸易商和最终生产加工单位不一致的情况下，收货人仍是合同的收货方；（2）在录入电子报检数据时，须同时录入收货人的备案登记号。

8. 企业性质（打"√"）

根据企业的性质在"合资""合作""外资"三个项目中选择。

9. 发货人（中／外文）

由于入境货物的发货人一般为国外公司，若没有相应的中文名称，此处可填写"***"。

10. 货物名称（中／外文）

（1）该栏填写国际贸易缔约双方同意买卖的货物的名称。货物名称一般要体现用途、主要材料、主要成分等。

（2）所填写的货物品名规格应与合同、发票所列一致。

（3）货物名称能反映货物的具体特征，不得填写笼统名称或与客户约定的代码。

11. HS 编码

该栏填写进出口货物的税则号列及符合海关要求的附加号码组成的 10 位编号。

12. 原产国（地区）

（1）本批货物生产、开采、加工制造国家或地区。

（2）经过几个国家或地区加工制造的，填最后一个对货物进行实质性加工的国家或地区。

（3）按"国别（地区）代码表"选择填相应国家（地区）的中文名称。

（4）同批货物原产地不同，分别填写原产国（地区）。

13. 数／重量

（1）本批货物的数／重量，并注明数／重量单位，且与合同、发票、报关单一致。

（2）采用 HS 编码对应的第一计量单位，可以同时填制另一项数／重量。

（3）某些货物数／重量无法同时填写，写其中一项。

14. 货物总值

（1）进出口货物实际成交的总价。

（2）按合同、发票所列的货物总值和币种填写。

（3）对非贸易性入境货物，没有合同、发票的，按报关价填制。

15. 包装种类及数量

该栏填写申报货物实际运输包装的种类及数量，并注明包装的材质。

（1）包装即包裹和捆绑货物用的内部或外部包装和捆扎物的总称。

（2）仅填写最外层包装，并写明件数和包装材质。

（3）同一货物有辅助包装的，也要填写辅助包装。

（4）其他。

16. 运输工具名称及编号

（1）运输工具的种类名称或运输工具编号，以及运输工具的航次编号。

（2）转船运输的，一般填写最终航程运输工具的名称和号码。

17. 合同号

若无合同号要注明，如长期客户无合同。

18. 贸易方式

该栏填入境货物的交易方式（有的贸易方式直接与计费的优惠费率关联，所以要准确填写）。

贸易方式包括一般贸易、来料加工、进料加工、易货贸易、补偿贸易、边境贸易、无偿援助、外商投资、对外承包工程进出口货物、出口加工区进出境货物、出口加工区进出区货物、退运货物、过境货物、保税区进出境仓储、转口货物、保税区进出区货物、暂时进出口货物、暂时进出口留购货物、展览品、样品、其他非贸易性物品、其他贸易性货物。

19. 贸易国别（地区）

贸易国别（地区）是指签订进口贸易成交协议的缔约方所属的有关国家（地区）。填写该栏时要确保其真实性。

20. 提单／运单号

（1）该栏应填写海运提单号、铁路运单号、航空运单号、海运单号，并与运输部门的载货清单的相应内容一致（数码、英文大小写、符号等）。

（2）转船运输的，一般写最终航程的提（运）单号。

21. 到货日期

到货日期是指运载所申报入境货物的运输工具到达入境口岸的日期。

企业应根据实际情况填写准确的到达日期。

22. 起运国家（地区）

起运国家（地区）是指将入境货物起始发出直接运抵目的地的国家（地区），或在运输中转国（地区）未发生任何商业性交易直接将货物运抵目的地的国家（地区）。

（1）按"国别（地区）"代码表填写中文名字。

（2）中转地发生商业性交易的话，则填中转地。

（3）从中国境内保税区、出口加工区入境的，填写"保税区"或"出口加工区"，不能填"中国"。

23. 许可证／审批号

许可证／审批号即需办理进境许可证或审批的货物取得的相关许可证或审批的号码。

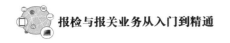

24. 卸货日期

该栏要填写本批货物在入境口岸卸毕的准确日期，电子申报系统要写实际的日期。

25. 起运口岸

起运口岸是指将装运本批货物的交通工具起始发出直接运抵我国的口岸。

（1）按"国别（地区）"代码表填写相应口岸中文名字。

（2）从中国境内保税区、出口加工区入境的，填写"保税区"或"出口加工区"。

（3）货物从内陆国家经陆运至他国海港口岸装船出运的，填第一海港口岸。

26. 入境口岸

入境口岸是指将货物运入我国国境的口岸。

该栏要填写本批货物从运输工具卸离的第一个境内口岸。这里要注意确保所选口岸检验检疫机构的名称及代码的准确性。

27. 索赔有效期

（1）合同约定的入境货物不合格对外提出索赔要求的有效期限。

（2）合同未约定的应注明"无索赔期"。

28. 经停口岸

经停口岸是指货物随运输工具离开第一个境外口岸后，在抵达我国入境口岸之前所抵靠的发生货物（含集装箱）装卸的境外口岸。

（1）按"国别（地区）"代码表填写相应口岸中文名字。

（2）没有的话，填"***"。

29. 目的地

目的地是指入境货物在我国国内的消费、使用地区或最终运抵的地点，一般要具体到县市行政区。

30. 集装箱规格、数量及号码

该栏要填写装载入境货物（包括拼箱货物）的集装箱的箱体信息，如具体规格、数量和集装箱体两侧标示的全球唯一编号，并确保数据与提（运）单一致。

31. 合同、信用证订立的检验检疫条款或特殊要求

该栏要填写合同中特别订立的有关质量、卫生等条款或报检单位对本批货物检验检疫、出证等工作的特殊要求。

32. 货物存放地点

货物存放地点是指货物入境后拟存放的地点，以便检验检疫机构顺利验货。

33. 用途

用途是指入境货物在境内的实际应用范围，企业可根据"用途代码表"选填。

34. 随附单据（划"√"或补填）

随附单据是指报检企业实际向检验检疫机构提供的报检单据。

35. 标记及号码

该栏要填写本批货物标记号码（唛头）中除了图形以外的所有文字和数字，并要与合同、提单、发票、货物实际情况保持一致。

若没有标记及号码则填"N/M"。

36. 检验检疫费

该栏由检验检疫计／收费人员填写应收取的检验检疫费的实际金额。

37. 报检员郑重声明

该栏应由报检员亲笔签名。

38. 领取证单

报检员在领取检验检疫机构出具的有关检验检疫证单时，要填写领证日期及领证人姓名。

第二节　"互联网+"背景下的报检业务

一、进出口商品抽查检验

（一）法律依据

（1）《进出口商品检验法》第十九条。

（2）《进出口商品检验法实施条例》第四条、第十九条、第二十条、第二十七条、第二十八条、第四十五条。

（3）《进出口商品抽查检验管理办法》（国家质量监督检验检疫总局令第 39 号公布，海关总署令第 238 号修改）。

（二）办理地点

各海关现场。

（三）法定办结时限

进口商品抽查检验法定办结无时限要求。

（四）办理形式

海关现场办理。

（五）承诺办结时限

正常现场检验检疫时间为 1 天（实验室检测时间另外计算）。

（六）结果名称

抽查结果通知单。

（七）申请条件

《进出口商品检验法》规定必须实施检验的进出口商品以外的进出口商品，无须企业主动申请。

（八）申请材料

无。

（九）办理流程

进出口商品抽查检验办理流程如图 4-1 所示。

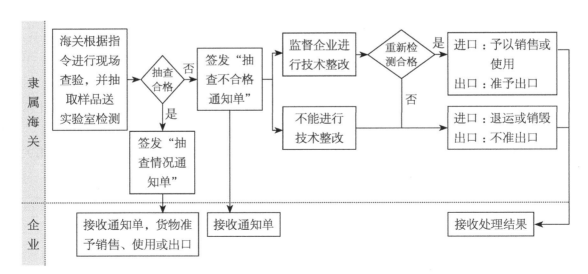

图 4-1　进出口商品抽查检验办理流程

二、进出口商品法定检验

（一）法律依据

《进出口商品检验法》第三条；《进出口商品检验法实施条例》第四条。

（二）实施机构

各直属海关、隶属海关负责进出口商品法定检验的部门。

（三）办理形式

网上办理。

（四）法定办结时限

根据不同的商品、不同的商品检验项目，海关规定有不同的检验周期；因企业技术处理或报关企业未能完成的延长时间不算在规定时限内。

（五）承诺办结时限

根据不同的商品、不同的商品检验项目，海关规定有不同的检验周期。

（六）结果名称

检验证书、（出）入境货物检验检疫证明。

（七）申请材料

（1）入／出境货物报检单（盖章）。

（2）外贸合同复印件。

（3）装箱单复印件。

（4）发票复印件。

（5）代理报关委托书（盖章）。

（6）厂检证明（盖章）。

（7）提单复印件。

（八）办理流程

（1）报检企业向受理机构提出报检申请并提交有关材料。报检企业可登录中国电子检验检疫网上申报系统进行申报，申报成功后打印入／出境货物报检单，到隶属海关受理部门办

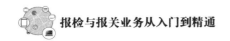

理报检业务。海关工作人员根据有关规定审核报检资料，对于符合规范要求的予以受理，对于不符合要求的要及时告知企业补正报检资料。

（2）实施检验。海关根据有关工作规范、企业信用类别、产品风险等级，判断是否需要实施现场检验及是否需要对产品实施抽样检测。

（3）法定检验的进口商品经检验涉及危害财产安全、人身健康、环境保护的，由海关责令当事人销毁或者退运；其他项目不合格的，可以在海关监督下进行技术处理，经重新检验合格的，方可销售或者使用。海关对检验不合格的成套设备及其材料签发不准安装使用通知书。经技术处理，并经海关重新检验合格的方可安装使用。

法定检验的出口商品经海关检验或者口岸查验不合格的，可以在海关监督下进行处理，经重新检验合格的，方可出口；不能进行技术处理或者技术处理后重新检验仍不合格的，不准出口。

（4）当事人申请海关出证的，海关应当及时出证。

（九）审查标准

国家技术规范的强制性要求如下。

尚未制定国家技术规范的强制性要求的，应当依法及时制定，未制定之前，可以参照国家商检部门指定的国外有关标准进行检验，或按对外贸易合同约定的要求进行检验。当事人就合同质量没有约定或者约定不明确的，可以协议补充；不能达成补充协议的，应按照合同有关条款或者交易习惯确定，若仍不能确定的，则按照国家标准、行业标准履行；若没有国家标准、行业标准的，则按照通常标准或者符合合同目的的特定标准履行。出口产品也可以按进口国（地区）的标准检验。

三、出口危险货物包装性能（使用）检验

（一）法律依据

《进出口商品检验法》第十七条；《进出口商品检验法实施条例》第二十九条。

（二）实施机构

各直属海关、隶属海关负责进出口商品法定检验的部门。

（三）办理形式

网上办理。

（四）法定办结时限

根据不同的包装、不同的包装检验项目，海关规定有不同的检验周期；因企业技术处理或报关企业未能完成的延长时间不计算在规定时限内。

（五）承诺办结时限

出口危险货物包装性能（使用）检验承诺办结无时限要求。

（六）结果名称

出入境货物包装性能检验结果单、出境货物运输包装使用鉴定结果单。

（七）申请材料

（1）出境货物运输包装检验申请单。

（2）出境货物运输包装性能检验结果单（申请包装使用鉴定时提供）。

（3）代理报关委托书（盖章），由代理报关企业提供。

（4）包装容器的产品标准、工艺规程和厂检结果（申请包装性能检验时提供）。

（5）包装容器气密试验合格单（申请空运出口液体危险货物包装容器性能检验时提供）。

（6）化学性质相容性试验结果（申请包装使用鉴定时，塑料容器或内涂料容器盛装液体危险货物时提供）。

（八）办理流程

（1）报检企业向受理机构提出报检申请并提交有关材料。其可登录中国电子检验检疫网上申报系统进行申报，申报成功后打印出境货物报检单，到隶属海关受理部门办理报检业务。海关工作人员根据有关规定审核报检资料，对于符合规范要求的予以受理，对于不符合要求的要及时告知企业补正报检资料。

（2）实施检验。海关根据有关工作规范、企业信用类别、产品风险等级，判断是否需要实施现场检验及是否需要对产品实施抽样检测。

（3）海关根据产品技术规范的强制性要求、对外贸易合同约定的要求等判定产品是否合格。若产品被判定为不合格，对于无法进行技术处理的或经技术处理后重新检验仍不合格的，不准出境，并施行销毁、退运等相应处理。

（4）检验完毕出具相关证明文件。

（九）审查标准

（1）产品技术规范的强制性要求。

（2）对外贸易合同约定的要求。

四、民用商品入境验证

（一）法律依据

《进出口商品检验法》第二十六条;《进出口商品检验法实施条例》第十条。

（二）实施机构

各直属海关、隶属海关负责民用商品入境验证管理的部门。

（三）办理形式

网上办理。

（四）法定办结时限

根据不同的商品、不同的商品验证项目，海关规定有不同的验证周期；现场检验判定产品不合格后进行技术处理或者抽样送检的时间，报关企业未能完成的延长时间以及抽样检测时间不计算在规定时限内。

（五）承诺办结时限

民用商品入境验证承诺办结无时限要求。

（六）结果名称

入境货物检验检疫证明。

（七）申请材料

1. 申请材料目录

（1）入境货物报检单（盖章）。

（2）外贸合同复印件。

（3）装箱单复印件。

（4）发票复印件。

（5）代理报关委托书（盖章），由代理报关企业提供。

（6）检验证明（盖章）。

（7）提单复印件。

（8）有关部门签发的许可证件或相关认证证书。

2. 对于 CCC 目录内的入境商品

对于 CCC 目录内的入境商品，企业应根据商品实际情况，对应以下情况分别提供相应证明材料：

（1）取得《中国国家强制性产品认证证书》的，需提供《中国国家强制性产品认证证书》编号及版本号；

（2）已申请并获得 CCC 免办的，需提供《免于办理强制性产品认证证明》编号；

（3）对于不需办理 CCC 认证的特殊情况，需提供特殊情况声明文件，其中以进口成套设备夹带名义进口的产品，需提供"进口成套设备夹带确认申请表"。

3. 对于列入《中华人民共和国实行能源效率标识的产品目录》的进口商品

对于列入《中华人民共和国实行能源效率标识的产品目录》的进口商品，企业应当提供相关佐证材料，相关佐证材料涉及外文的，需附中文译本，并以中文文本为准，具体内容如下：

（1）产品能效检测报告；

（2）产品基本配置清单等有关材料；

（3）利用自有检测实验室进行检测的，应当提供实验室检测能力证明材料（包括实验室人员能力、设备能力和检测管理规范），已经获得国家认可机构认可的，还应当提供相应认可证书复印件；利用第三方检验检测机构进行检测的，应当提供检验检测机构的资质认定证书复印件。

（八）办理流程

（1）报检企业向受理机构提出报检申请并提交有关材料。

报检企业可登录中国电子检验检疫网上申报系统进行申报，申报成功后打印入/出境货物报检单，到隶属海关受理部门办理报检业务。海关工作人员根据有关规定审核报检资料，对于符合规范要求的予以受理，对于不符合要求的要及时告知企业补正报检资料。

（2）实施商品入境验证。海关根据有关工作规范、产品证明文件，核对产品信息，判断是否需要实施现场核查，以及是否需要对产品实施抽样检测。

（3）海关根据规定对进口入境验证商品进行货证核查，根据现场核查情况和单证情况等判定产品是否合格。若判定产品不合格，对于无法进行技术处理的或经技术处理后重新检验

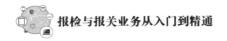

仍不合格的，不准入境。

（4）验证完毕出具相关证明文件。

（九）审查标准

民用商品入境验证的审查标准为产品技术规范的强制性要求。

五、进出口商品复验

（一）法律依据

《进出口商品检验法》第二十八条；《进出口商品检验法实施条例》第三十五条和《进出口商品复验办法》。

（二）实施机构

海关总署检验监管司；各直属海关、隶属海关负责进出口商品检验的部门。

（三）办理形式

窗口办理。

（四）法定办结时限

进出口商品复验的法定办结时限为自收到复验申请之日起60日内。不能在规定期限内做出复验结论的，经本机构负责人批准，可以适当延长，但是延长期限最多不超过30日。

（五）承诺办结时限

进出口商品复验承诺办结无时限要求。

（六）结果名称

检验证书。

（七）申请材料

进出口商品复验的申请材料包括复验申请表；保证（持）原报检商品的质量、重量、数量符合原检验时的状态的材料，以及原包装、封识、标志等。

（八）办理流程

1. 复验申请人提出复验申请

报检员对主管海关做出的检验结果有异议的，可以自收到海关的检验结果之日起 15 日内，向做出检验结果的主管海关或者其上一级海关申请复验，也可以向海关总署申请复验。因不可抗力或者其他正当理由不能申请复验的，申请期限暂停计算。从中止的原因消除之日起，申请期限继续计算，并填写"复验申请表"。

2. 受理申请

海关自收到复验申请之日起 15 日内，对复验申请进行审查并做出如下处理。

（1）复验申请符合《进出口商品复验办法》规定的，予以受理，并向申请人出具《复验申请受理通知书》。

（2）复验申请内容不全或者随附证单资料不全的，向申请人出具《复验申请材料补正告知书》，限期补正；逾期不补正的，视为撤销申请。

（3）复验申请不符合《进出口商品复验办法》规定的，不予受理，并向申请人出具《复验申请不予受理通知书》，告之理由。

3. 组成复验组

海关受理复验后，应当在 5 日内组成复验工作组，并将工作组名单告知申请人。

4. 复验申请人申请回避

复验申请人认为复验工作组成员与复验工作有利害关系或者有其他因素可能影响复验公正性的，应当在收到复验工作组成员名单之日起 3 日内，向受理复验的海关申请该成员回避并提供相应证据材料。受理复验的海关应当在收到回避申请之日起 3 日内做出回避或者不予回避的决定。

5. 实施复验

（1）做出原检验结果的海关应当向复验工作组提供原检验记录和其他有关资料。复验申请人有义务配合复验工作组的复验工作。

（2）复验工作组应当制定复验方案并组织实施。

①审查复验申请人的复验申请表、有关证单及资料。经审查，若不具备复验实施条件的，可书面通知申请人暂时中止复验并说明理由。经申请人完善，重新具备复验实施条件后，应当从具备条件之日起继续复验工作。

②审查原检验依据的标准、方法等是否正确，并应当符合相关规定。

③核对商品的批次、标记、编号、质量、重量、数量、包装、外观状况，按照复验方案规定取制样品。

④ 按照操作规程进行检验。

⑤ 审核、提出复验结果，并对原检验结果做出评定。

海关根据有关工作规范、企业信用类别、产品风险等级，判断是否需要实施现场检验及是否需要对产品实施抽样检测。

6. 合格判定

（1）海关根据产品技术规范的强制性要求、对外贸易合同约定的要求等判定产品是否合格。若产品被判定为不合格，对于无法进行技术处理的或经技术处理后重新检验仍不合格的，不准入出境，并进行销毁、退运等相应处理。

（2）检验完毕出具相关证明文件。

（九）审查标准

（1）产品技术规范的强制性要求。

（2）对外贸易合同约定的要求。

六、进出口商品免验

（一）法律依据

（1）《进出口商品检验法》第五条。

（2）《进出口商品检验法实施条例》第六条。

（二）实施机构

进出口商品免验的实施机构为海关总署商品检验司、直属海关负责进出口商品检验的部门。

（三）办理形式

进出口商品免验的办理形式为窗口办理。

（四）法定办结时限

进出口商品免验的法定办结无时限要求。

（五）承诺办结时限

进出口商品免验的承诺办结时限为 120 个自然日。

海关对申请人提交的文件进行审核，并于 1 个月内做出书面答复意见。海关总署受理申请后，应当组成免验专家审查组（以下简称审查组），在 3 个月内完成考核、审查。

（六）受理条件

1.《强制性产品认证目录》中的产品

（1）《免予办理强制性产品认证证明》（许可证类别代码 410）

适用于《强制性产品认证管理办法》及《强制性产品认证目录》中的产品须符合以下条件，并取得《免予办理强制性产品认证证明》后，方可进口，并按照使用用途申报：

① 为科研、测试所需的产品；

② 为考核技术引进生产线所需的零部件；

③ 直接为最终用户维修所需的产品；

④ 工厂生产线 / 成套生产线配套所需的设备 / 部件（不包含办公用品）；

⑤ 仅用于商业展示，但不销售的产品；

⑥ 暂时进口后需退运出关的产品（含展览品）；

⑦ 以整机全数出口为目的而用一般贸易方式进口的零部件；

⑧ 以整机全数出口为目的而用进料或者来料加工方式进口的零部件；

⑨ 其他因特殊用途免予办理强制性产品认证的情形。

（2）《强制性产品认证（CCC 认证）证书》（许可证类别代码 411）

本证书适用于《强制性产品认证管理办法》及《强制性产品认证目录》中的产品。

2. 特种设备

（1）《进口特种设备型式试验证书》（许可证类别代码 429）

本证书适用于列入《特种设备安全法》及《特种设备目录》内进口压力管道、电梯、起重机械、客运索道、大型游乐设施、场（厂）内专用机动车辆的申报。

（2）《境外特种设备制造许可证》（许可证类别代码 430）

本证书适用于列入《特种设备安全法》及《特种设备目录》内进口锅炉、压力容器的申报。

3. 进口医疗器械

（1）《进口医疗器械注册证》（许可证类别代码 612）

本证书适用于列入《医疗器械分类目录》〔国家食药总局关于发布医疗器械分类目录的公告（2017 年第 104 号）〕内进口第二类和第三类医疗器械的申报。

（2）《进口医疗器械备案证》（许可证类别代码 629）

本证书适用于列入《医疗器械分类目录》〔国家食药总局关于发布医疗器械分类目录的公

告（2017 年第 104 号）〕内进口第一类医疗器械的申报。

（七）结果名称

《进出口商品免验证书》。

（八）申请材料

进口商品免验的申请材料如表 4-3 所示。

表 4-3　申请材料

材料名称	材料填写样本	材料类型	来源渠道	材料份数	材料必要性
免验申请报告及生产企业概况	从官方网站下载	原件	申请人自备	1 份纸质材料	必要
国家有关部门或行业对生产企业申请免验商品的产销量和质量档次处于全国或行业或地区领先地位的相关证明以及对生产企业综合评价报告	无	原件	其他	1 份纸质材料	必要
海关检验合格率连续三年达到100%的证明文件	无	原件	政府部门核发	1 份纸质材料	必要
主要生产设备和检测设备清单，及检验、检测人员和场所的有关材料	无	原件	申请人自备	1 份纸质材料	必要
国家质检总局指定的检验（测）机构对申请免验商品出具的有效的全性能或型式试验检测报告	无	原件或复印件	其他	1 份纸质材料	必要
对申请免验商品的行业协会及其他组织或用户的质量评价	无	原件或复印件	申请人自备	对申请免验商品的行业协会及其他组织或用户的质量评价原件或复印件 1 份，提交纸质版或电子版均可	必要
生产企业符合进出口商品免验审查条件的自我评价报告	无	原件或复印件	申请人自备	1 份纸质材料	必要

（续表）

材料名称	材料填写样本	材料类型	来源渠道	材料份数	材料必要性
申请免验商品的生产企业获得质量管理体系或其他管理体系的证明文件，以及相关管理体系文件（包括质量手册、程序文件目录、组织结构图等）	无	复印件	其他	申请免验商品的生产企业获得质量管理体系或其他管理体系的证明文件，以及相关管理体系文件（包括质量手册、程序文件目录、组织机构图等）的复印件1份，提交纸质版或电子版均可	必要
申请免验商品的特性描述，并提供相应的技术标准以及关键件、主要件和供货商清单	无	原件	申请人自备	1份纸质材料	必要
国家有关行政管理部门颁发的经营、生产、荣誉等有关的证明	无	复印件	申请人自备	国家有关行政管理部门颁发的经营、生产、荣誉等有关的证明复印件1份，提交纸质版或电子版均可	必要

（九）办理流程

进出口商品免验业务流程如图4-2所示。

进出口商品免验业务流程说明如下。

1.申请人应当按照以下规定提出免验申请。

（1）申请进口商品免验的，申请人应当向海关总署提出。申请出口商品免验的，申请人应当先向所在地直属海关提出，并向所在地直属海关提供相关材料。经所在地直属海关依照相关规定初审合格后，方可向海关总署提出正式申请。

（2）申请人应当填写并向海关总署提交进出口商品免验申请书，同时提交申请免验进出口商品生产企业的ISO 9000质量管理体系或者与申请免验商品特点相应的管理体系认证证书、质量标准、用户意见等文件。

2.海关总署对申请人提交的文件进行审核，并于1个月内做出以下书面答复意见。

（1）申请人提交的文件符合相关规定的，予以受理；反之则不予受理，并书面通知申请人。

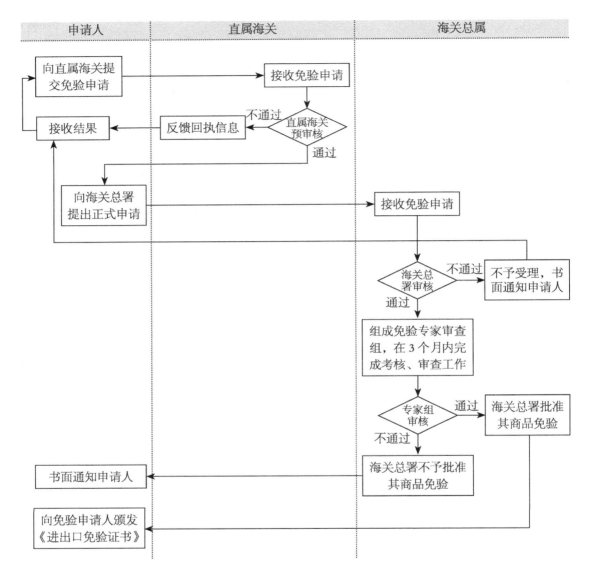

图 4-2　进出口商品免验业务流程

（2）提交的文件不齐全的，通知申请人限期补齐，过期不补的或者补交不齐的，视为撤销申请。

3.海关总署受理申请后，应当组成免验专家审查组（以下简称"审查组"），在 3 个月内完成考核、审查工作。

审查组应当由非申请人所在地主管海关人员组成，组长负责组织审查工作。审查人员应当熟悉申请免验商品的检验技术和管理工作。

申请人认为审查组成员与所承担的免验审查工作有利害关系，可能影响公正评审的，可以申请该成员回避。审查组成员是否回避，由海关总署决定。

4. 审查组按照以下程序开展工作。

（1）审核申请人提交的免验申请表及有关材料。

（2）审核海关初审表及审查报告。

（3）研究制定具体免验审查方案并向申请人宣布审查方案。

（4）对申请免验的商品进行检验和测试，并提出检测报告。

（5）按照免验审查方案和进出口商品免验审查条件对生产企业进行考核。

（6）根据现场考核情况，向海关总署提交免验审查情况的报告，并明确是否免验的意见，同时填写"进出口商品免验审查报告"和"进出口商品免验审查表"。

5. 做出处理结果

海关总署根据审查组提交的审查报告，对申请人提出的免验申请进行如下处理。

（1）符合相关规定的，海关总署批准其商品免验，并向免验申请人颁发《进出口商品免验证书》。

（2）不符合相关规定的，海关总署不予批准其商品免验，并书面通知申请人。

6. 再次提出免验申请

未获准进出口商品免验的申请人，自接到书面通知之日起1年后，方可再次向海关提出免验申请。

七、进出境（过境）动植物及其产品检验检疫

（一）法律依据

《进出口商品检验法》第五条；《进出境动植物检疫法》第二章至第四章。

（二）实施机构

直属海关、隶属海关。

（三）办理形式

网上办理。

（四）法定办结时限

根据不同的商品、不同的商品检验检疫项目，海关规定有不同的检验周期，具体如表4-4所示。

表4-4 法定办结时限

单位：天

序号	产品类别		受理报检	审单布控	现场检验检疫	实验室检验检疫	动植物隔离检疫	检疫处理	综合评定	签证放行	备注
1	植物及其产品	植物提取物	0.2	0.3	1	5			1	1	
2		人造板	0.2	0.3	1	5			1	1	
3		家具、竹木制品、草柳藤制品	0.2	0.3	1	5	—		1	1	
4		冷冻水果	0.2	0.3	1	7			1	1	
5		板材	0.2	0.3	1（卸毕后）	5		3（溴甲烷熏蒸）；5（磷化氢熏蒸）；2（硫酰氟熏蒸）；0.5（喷洒处理）	1	1	
6		新鲜水果	0.2	0.3	1	7			1	1	
7		烟叶	0.2	0.3	1	7			1	1	
8		植物源性栽培介质	0.2	0.3	1	5	—		1	1	
9		植物源性肥料	0.2	0.3	1	10			1	1	
10		鲜切花	0.2	0.3	1	5			1	1	
11		原木	0.2	0.3	1（卸毕后）	10			1	1	
12		种子、苗木	0.2	0.3	1	10	一个生长周期		1	1	
13		粮谷：大豆、大麦、小麦、高粱、玉米、木薯	0.2	0.3	1	10	—		1	1	
14	动物及其产品	热带观赏水生动物	0.2	0.3	0.2	—	14		1	1	
15		冷水观赏水生动物	0.2	0.3	0.2	—	14		1	1	
16		生物材料及制品	0.2	0.3	0.2	10			1	1	
17		动物皮毛、骨蹄角	0.2	0.3	0.2	3			1	1	

（续表）

序号	产品类别		受理报检	审单布控	现场检验检疫	实验室检验检疫	动植物隔离检疫	检疫处理	综合评定	签证放行	备注
18	动物及其产品	大中动物	0.2	0.3	1	—	45		1	1	
19		小动物	0.2	0.3	1	—	30		1	1	
20		食用水生动物	0.2	0.3	1	7	—		1	1	
21		动物精液、胚胎	0.2	0.3	1	10	—		1	1	
22	饲料类产品	不含动植物源性成分的饲料添加剂	0.2	0.3	1	10	—		1	1	
23		含动植物源性成分饲料添加剂	0.2	0.3	1	10			1	1	
24		罐头类宠物食品	0.2	0.3	1	10			1	1	
25		不含动物源性成分的宠物食品	0.2	0.3	1	10		3（溴甲烷熏蒸）；5（磷化氢熏蒸）；2（硫酰氟熏蒸）；0.5（喷洒处理）	1	1	
26		含动物源性成分的宠物食品	0.2	0.3	1	10			1	1	
27		宠物食品加工用动物原料	0.2	0.3	1	10	—		1	1	
28		饲料用（含饵料用）水产品，乳清粉，饲用乳粉	0.2	0.3	1	10			1	1	
29		鱼粉，鱼油，肉粉，骨粉，肉骨粉，肠膜蛋白，饲用血制品，饲用乳制品（不含乳清粉），含动物成分的配合饲料（不包括宠物食品）	0.2	0.3	1	10			1	1	
30		饵料用活动物，饲料用（含饵料用）冰鲜冷冻动物产品	0.2	0.3	1	10			1	1	
31		植物粉类（如玉米蛋白粉等经过特殊工艺的），深加工饲草颗粒，青贮饲料	0.2	0.3	1	10	—		1	1	

（续表）

序号	产品类别		受理报检	审单布控	现场检验检疫	实验室检验检疫	动植物隔离检疫	检疫处理	综合评定	签证放行	备注
32	饲料类产品	菜籽饼粕，豆饼粕，花生饼粕，玉米饼粕，玉米酒糟，椰子饼粕，棕榈粕，棉籽饼粕，非TCK疫区的麦麸，米糠，木薯渣，饲草，初加工饲草颗粒，不含动物成分的配合饲料（不包括宠物食品）	0.2	0.3	1	10	—	3（溴甲烷熏蒸）；5（磷化氢熏蒸）；2（硫酰氟熏蒸）；0.5（喷洒处理）	1	1	
33		饲用草籽、来自TCK疫区的麦麸	0.2	0.3	1	10			1	1	

注：因企业或报关企业未能完成的延长时间不计算在规定时限内。

（五）承诺办结时限

同法定办结时限。

（六）结果名称

入境货物检验检疫证明、兽医卫生证书、植物检疫证书或检验检疫处理通知书等。

（七）申请材料

进出境（过境）动植物及其产品检验检疫的申请材料如表4-5所示。

表4-5　申请材料

序号	申请材料目录	份数	材料性质		备注
			原件	复印件	
1	入/出境货物报关单（盖章）	1	√		
2	外贸合同	1		√	
3	装箱单	1		√	
4	发票	1		√	
5	信用证	1		√	

（续表）

序号	申请材料目录	份数	材料性质		备注
			原件	复印件	
6	代理报关委托书（盖章）	1	√		由代理报关企业提供
7	厂检证明（盖章）	1	√		出境货物时需提供
8	提运单	1		√	入境货物时需提供
9	生产工艺流程（盖章）	1	√		需提供出境兽医卫生证书
10	原料产地出具的检疫合格证明	1	√		需提供出境兽医卫生证书
11	输出国或地区官方检疫机构出具的检疫证书正本	1	√		入境（过境）动植物及产品时需提供
12	进境动植物检疫许可证	1	√		入境（过境）应检疫审批的动植物及产品时需提供
13	引进林木种子苗木和其他繁殖材料检疫审批单	1	√		林业部门审批入境植物繁殖材料时需提供
14	引进种子、苗木检疫审批单	1	√		农业部门审批入境植物繁殖材料时需提供
15	进境繁殖材料检疫准调入函	1	√		入境口岸和种植地不在同一辖区时需提供
16	进出境动植物指定隔离场使用证	1	√		出入境活动物时需提供
17	原产地证书	1	√		入境（过境）动植物及产品时需提供
18	转基因生物安全证书	1	√		入境转基因产品时需提供
19	农业部、卫生部等有关部门批准、证明材料	1	√		入境动物源性材料及制品以及除饲料原料、宠物饲用（肉干、狗咬胶、零食、饼干、罐头）外的动植物源性饲料及饲料添加剂时需提供
20	退运原因说明、退运协议、出口时所有单证	1	√		退运货物时需提供

（八）办理流程

（1）报关企业向受理机构提出报关申请并提交有关材料。

① 报关企业可登录中国电子检验检疫网上申报系统进行申报，申报成功后打印入 / 出境货物报关单，到报关窗口办理报检业务。海关工作人员根据有关规定审核报关资料，对于符合规范要求的予以受理，对于不符合要求的要及时告知企业补正报关资料。

② 提供申请材料。

（2）实施检验检疫。海关根据有关国家标准、双边检疫协定、监测计划、企业信用类别、产品风险等级，判断是否需要实施检疫及是否需要对产品实施抽样检测。

（3）海关根据《进出境动植物检疫法》及实施条例、双边协议、行业标准及对外贸易合同约定的要求等判定动植物及产品是否检疫合格。对检疫不合格的实施除害处理，对无法实施有效除害处理的不准入出境，并施行销毁、退运等相应处理。检验检疫完毕出具相关证明文件。

（九）审查标准

（1）输入动物、动物产品、植物种子、种苗等其他繁殖材料的，必须事先提出申请，办理检疫审批手续。

（2）通过贸易、科技合作、交换、赠送、援助等方式输入动植物、动植物产品和其他检疫物的，应当在合同或者协议中明确我国法定的检疫要求，并明确必须附有输出国家或者地区政府动植物检疫机关出具的检疫证书。

（3）货主或者其代理人应当在动植物、动植物产品和其他检疫物进境前或者进境时持输出国家或者地区的检疫证书、贸易合同等单证，向进境口岸海关报关。

（4）要求运输动物过境的，必须事先征得海关的同意，并按照指定的口岸和路线过境。装载过境动物的运输工具、装载容器、饲料和铺垫材料，必须符合动植物检疫的规定。

八、进口食品合格评定

（一）法律依据

《中华人民共和国食品安全法》以下简称《食品安全法》第九十二条、第九十三条；《进出口商品检验法》第五条、第十二条；《进出口食品安全管理办法》。

（二）实施机构

直属海关、隶属海关。

（三）办理形式

窗口办理、网上办理。

（四）法定办结时限

（1）根据不同的食品、不同的食品检验项目和规定，海关规定有不同的检验周期。

（2）因企业技术处理或报关企业未能完成的延长时间不计算在规定时限内。

（五）承诺办结时限

根据不同的食品、不同的食品检验项目和规定，海关规定有不同的检验周期。

（六）结果名称

入境货物检验检疫证明。

（七）申请材料

进口食品的进口商或者其代理人应当按照规定，持下列材料向海关报关。

（1）法律法规、双边协定、议定书以及其他规定要求提交的输出国家（地区）官方检疫（卫生）证书。

（2）首次进口预包装食品，应当提供进口食品标签样张和翻译件（修订后的标签管理规定生效后不再要求提供）。

（3）进口食品应当随附的其他证书或者证明文件，境外生产企业名称（系统支持信息录入的情况下）。

报关时，进口商或者其代理人应当将所进口的食品按照品名、品牌、原产国（地区）、规格、数／重量、总值、生产日期（批号）、进口商、境外生产企业、境外出口商，商业单证（如合同、发票、装箱单、提单等）的编号及海关总署规定的其他内容逐一申报，并承诺取得相关批准、许可文件。必要时，在海关监管过程中企业应根据要求补充提交相关单证正本。

（八）办理流程

（1）报检企业向隶属海关提出报检申请并提交有关材料。报检企业可登录中国电子检验检疫网上申报系统进行申报，申报成功后打印入境货物报检单，到隶属海关受理部门办理报检业务。海关工作人员根据有关规定审核报检资料，对于符合规范要求的予以受理，对于不符合要求的要及时告知企业补正报检资料。

（2）实施检验检疫。进口的食品应当经由主管海关依照进出口商品检验相关法律、行政

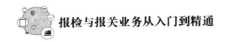

法规的规定实施合格评定。

（3）进口食品经合格评定符合要求的，由主管海关出具《入境货物检验检疫证明》，准予进口。进口食品经合格评定不符合要求的，由主管海关出具《检验检疫处理通知书》。涉及安全、健康、环境保护项目不合格的，由主管海关责令当事人销毁，或者出具退货处理通知单，由进口商办理退运手续。其他项目不合格的，可以在主管海关的监督下进行技术处理，经重新检验合格后，方可销售、使用。

（九）审查标准

（1）进口食品、食品添加剂应当符合中国食品安全国家标准和相关检验检疫要求。

（2）进口食品的包装和运输工具应当符合安全卫生要求。

（3）进口预包装食品的中文标签、中文说明书应当符合中国法律法规的规定和食品安全国家标准的要求。

九、出口食品监督检验

（一）法律依据

《食品安全法》第九十一条、第九十九条;《进出口商品检验法》第十五条;《进出口食品安全管理办法》。

（二）实施机构

直属海关、隶属海关。

（三）办理形式

窗口办理、网上办理。

（四）法定办结时限

（1）根据不同的食品、不同的食品检验项目和规定，海关规定有不同的检验周期。

（2）因企业技术处理或报关企业未能完成的延长时间不计算在规定时限内。

（五）承诺办结时限

根据不同的食品、不同的食品检验项目和规定，海关规定有不同的检验周期。

（六）结果名称

检验证书。

（七）申请材料

出口食品的出口商或者其代理人应当按照规定，向出口食品生产企业所在地海关报关。报关时，企业应当将所出口的食品按照品名、规格、数／重量、生产日期、生产企业、商业单证（如合同、发票、装箱单、提单等）的编号逐一申报，并承诺取得相关批准、许可文件。必要时，在海关监管过程中企业应根据需要补充提交相关单证正本。

（八）办理流程

（1）报检企业向隶属海关提出报检申请并提交有关材料。报检企业可登录中国电子检验检疫网上申报系统进行申报，申报成功后打印出境货物报检单，到隶属海关受理部门办理报检业务。海关工作人员根据有关规定审核报检资料，对于符合规范要求的予以受理，对于不符合要求的要及时告知企业补正报检资料。

（2）实施监督抽检。合格评定完毕出具相关证明文件。

（九）审查标准

出口食品生产企业应当保证出口的食品符合进口国（地区）的标准或者合同要求。进口国家（地区）无相关标准且合同未有要求的，应当保证出口食品符合中国食品安全国家标准。

第二部分

报关业务从入门到精通

第 五 章

报关基础知识

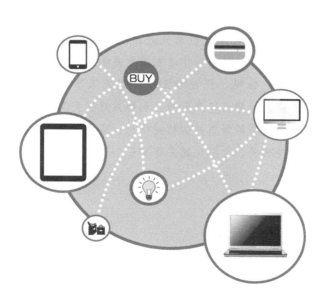

报关是履行海关进出境手续的必要环节之一。报关的作用主要是便于海关进行监管、征税、统计等工作。报关工作比较复杂，经营出口业务的企业要做好报关工作，首先必须对报关的相关概念、通关制度、便捷通关、无纸化通关等有一个初步的了解。

第一节　有关报关的基本概念

一、什么是报关

从广义上讲，报关是指进出境运输工具负责人、进出境货物的收发货人、进出境物品的所有人或者他们的代理人向海关办理运输工具、货物、物品进出境手续及相关海关事务的全过程。报关是一个与运输工具、货物、物品的进出境密切相关的概念。《中华人民共和国海关法》（以下简称《海关法》）规定：进出境运输工具、货物、物品，必须通过设立海关的地点进境或者出境。因此，在设立海关的地点进出境并办理相关的海关手续，是运输工具、货物、物品进出境的基本规则，也是进出境运输工具的负责人、进出境货物的收发货人、进出境物品所有人应履行的一项基本义务。

二、报关的分类

（一）按报关对象划分

根据不同的报关对象，报关可分为运输工具报关、进出境物品报关和进出境货物报关。

（1）运输工具报关。进出境运输工具作为货物、人员及其携带物品的进出境载体，其报关事项主要包括向海关直接交验随附的、符合国际商业运输惯例、能反映运输工具进出境合法性及其所承运货物、物品情况的合法证件、清单和其他运输单证，其报关手续较为简单。

（2）进出境物品报关。进出境物品由于其非贸易性质，且一般以自用合理数量为限，所以报关手续也比较简单。

（3）进出境货物报关。进出境货物的报关手续较为复杂。海关根据相关法律条文对进出境货物的监管要求，制定了一系列报关管理规范，并要求必须由具备一定专业知识和技能且经海关核准的专业人员代表报关单位办理进出境货物的报关手续。

进出境运输工具、物品、货物的报关是一项专业性较强的工作，特别是进出境货物的报关手续最为复杂。

（二）其他分类

（1）根据报关目的不同，报关可分为进境报关和出境报关。

（2）根据报关行为的性质不同，报关可分为自理报关和代理报关。一些进出境货物的收发货人由于经济、时间、地点等方面的原因，不能或者不愿意自行办理报关手续，而是委托代理人代为报关，从而形成了代理报关这种报关方式。《海关法》对接受进出境货物的收发货人的委托、代为办理货物进出境报关手续的代理人有明确规定。

三、什么是报关单位

报关单位是指依法在海关登记注册的进出口货物的收发货人和报关企业。

根据《海关法》的相关规定，进出口货物的收发货人、报关企业办理报关手续时，必须依法经海关登记注册。报关员必须依法取得报关从业资格，未依法经海关登记注册的企业和未依法取得报关从业资格的人员不得从事报关业务。因此，依法向海关登记注册是法人、其他组织或者个人成为报关单位的法定要求。

《海关法》将报关单位划分为两种类型，一类是进出口货物的收发货人，另一类是报关企业。

进出口货物的收发货人是指依法直接进口或者出口货物的中国境内的法人、其他组织或者个人。

报关企业是指按照规定，经海关准予注册登记，接受进出口货物的收发货人的委托，以进出口货物收发货人的名义或者以自己的名义向海关办理代理报关业务，从事报关服务的境内企业法人。

根据《海关法》规定，报关企业登记证书的有效期限为 2 年，收发货人登记证书的有效期限为 3 年。

四、自理报关

自理报关是进出口货物的收发货人自行办理报关业务的一种报关方式，具体包括网上录入、申报、查询、打印报关单，以及网上查询海关回执等环节。

（一）自理报关资格

依法办理"对外贸易经营者备案登记"的进出口货物的收发货人，在办理完海关进出口货物的收发货人注册登记和中国电子口岸入网手续后，方可进行自理报关。

办理中国电子口岸入网手续应当提交的资料包括以下七类。

（1）《组织机构代码证》。

（2）《企业法人营业执照》。

（3）《税务登记证》。

（4）"对外贸易经营者备案登记表"（内资企业）、《中华人民共和国外商投资企业批准证书》（外资企业）。

（5）中华人民共和国海关核发的《中华人民共和国海关进出口货物的收发货人报关注册登记证书》（自理报关企业）、《中华人民共和国海关报关企业报关注册登记证》（代理、专业报关企业）。

（6）法定代表人、操作员的有效身份证原件和复印件，到电子口岸办理电子口岸操作员卡和法人卡。

（7）法人授权委托书原件（盖公章）及经办人有效身份证原件和复印件。

（二）自理报关业务流程

1. 在中国电子口岸录入提交

（1）自理报关单位内部持"报关单录入权操作员卡"的操作员进入中国电子口岸"报关单录入"界面后，先下载该企业征免税证明、加工贸易手册或加工区备案清单，再脱机录入报关单数据（数据暂存在本地数据库）。

（2）录入并提交后将录入的报关单数据信息上传到数据中心，进入自理报关审核申报业务流程。

2. 自理报关审核和申报

自理报关审核申报业务流程如下。

（1）自理报关单位内部持"报关单申报确认权操作员卡"的企业管理人员进入中国电子口岸"报关单申报确认"界面，对报关单进行确认申报操作，经"申报确认"后的报关单通过公共数据中心传送至海关内部网。如果申报确认时认为报关单的填制不符合逻辑，需要将报关单数据下载到本地进行修改，修改完毕之后重新上传到数据中心，并且重新进行审核和申报确认。

（2）自理报关单位打印经海关审核通过的报关单，并携带其他单证去海关办理后续通关手续。

五、代理报关

代理报关又称委托报关，是指相关机构接受进出口货物的收发货人的委托，代理办理报关业务的一种报关方式。

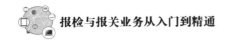

（一）受理委托报关的单位

受理委托报关的单位包括以下两类。

（1）专门从事报关服务的企业，即专业报关企业。

（2）主营对外贸易仓储、国际运输工具、国际运输工具服务及代理等业务，兼营报关服务业务的企业，即代理报关企业。

（二）委托报关网上业务流程

委托报关网上业务流程（在进行此项操作前必须先按照网上报关委托业务的流程建立委托关系）如下。

（1）代理报关单录入业务流程。

（2）代理报关审核申报业务流程。

（3）代理报关申报确认业务流程。

（4）代理报关单位打印经海关审核通过的报关单，并携带其他单证去海关办理其他通关手续、进行电子报关。

六、电子报关

（一）电子报关概述

电子报关是一种新型、现代化的报关方式，是指进出口货物的收发货人或其代理人利用现代通信和网络技术，通过计算机网络或终端向海关传递规定格式的电子数据报关单，并根据海关计算机系统反馈的审核及处理结果，办理海关手续的报关方式。在现阶段，法定报关方式是同时使用纸质报关单和电子数据报关单。但随着计算机技术和网络技术的发展，全面推行电子报关是大势所趋。

（二）电子通关系统

我国海关已经在进出境货物通关作业中全面使用计算机进行信息化管理，成功开发了多个电子通关系统，具体如下。

1. 海关 H883/EDI 通关系统

H883/EDI 通关系统是我国海关报关自动化系统的简称，是我国海关利用计算机对进出口货物进行全面信息化管理，实现监督、征税、统计三大海关业务一体化管理的综合性信息利用系统。该系统在 1989—2003 年被广泛使用。

2. 海关 H2000 通关系统

H2000 通关系统是在对 H883/EDI 通关系统进行全面更新的基础上形成的，其在集中式数据库的基础上建立了全国统一的海关信息作业平台，大大提高了海关管理的整体效能，使得进出口企业真正享受到简化报关手续的便利。进出口企业可以在其办公场所办理加工贸易登记备案、特定减免税证明申领、进出境报关等各种海关手续。该系统在 2003—2012 年被广泛使用。

3. 海关 H2010 通关系统

H2010 通关系统又称现代海关综合管理系统，是与构建大监管体系相适应、相同步的配套系统，是集指挥、执行、反馈、监督等功能于一体的新一代通关管理系统，也可以说是 H2000 通关系统的升级版。经过多年的研究和实践，H2010 通关系统和 H2000 通关系统两种新老系统并行运转，平滑过渡。2009 年 8 月 3 日，H2010 工程首个项目——"进出口日报系统"正式上线运行。现在 H2010 通关系统已经在全国大多数海关陆续推广使用。该系统提高了口岸通关效率，如通过该系统，海关可对所有业务进行全面梳理分析，并对信息化项目、数据、系统、网络、安全等进行全方位的优化整合设计。该系统从 2012 年全面使用至今。

4. 中国电子口岸系统

中国电子口岸系统又称口岸电子执法系统，简称电子口岸，是利用现代计算机信息技术，将与进出口贸易管理有关的、由政府机关分别管理的进出口业务信息电子底账数据集中存放在公共数据中心，为管理部门提供跨部门、跨行业联网数据核查，为企业提供网上办理各种进出口业务的国家信息系统。

电子口岸系统和海关 H2000 通关系统（H2010 通关系统）构成了覆盖全国的进出口贸易服务和管理的信息网络系统。进出口企业在其办公室就可以上网向海关及其他有关国家管理机关办理与进出口贸易有关的各种手续，与进出口贸易有关的海关及其他有关国家管理机关也能在网上对进出口贸易进行有效管理。

七、进出境运输工具报关

进出境运输工具是指用以载运人员、货物、物品进出境，在国际运营的各种境内或境外船舶、车辆、航空器和驮畜等。

根据《海关法》的规定，所有进出我国关境的运输工具必须经由设有海关的港口、车站、机场、国界孔道、国际邮件互换局（交换站）以及其他可办理海关业务的场所申报进出境。进出境申报是运输工具报关的主要内容。根据海关监管的要求，进出境运输工具负责人或其代理人在运输工具进入或驶离我国关境时，均应如实向海关申报运输工具所载旅客人数、进出口货物数量、装卸时间等基本情况。

（一）运输工具申报的基本内容

（1）运输工具进出境的时间、航次（车次）、停靠地点等。

（2）运输工具进出境时所载运货物的情况，包括过境货物、转运货物、通运货物、溢短卸装货物的基本情况。

（3）运输工具服务人员名单及其自用物品等情况。

（4）运输工具所载旅客情况。

（5）运输工具所载邮递物品、行李物品的情况。

（6）其他需要向海关申报清楚的情况，如由于不可抗拒的原因，运输工具被迫在未设关的地点停泊、降落或者抛掷、起卸货物、物品等情况。

（7）运输工具从事国际合法性运输必备的相关证明文件，如船舶国籍证书、吨位证书、签证簿等，必要时还需出具保证书或缴纳保证金。

以上情况由进出境运输工具负责人向海关申报。进出境运输工具负责人是指进出境运输工具的所有企业、经营企业、船长、机长、汽车驾驶员、列车长及上述企业或者人员授权的代理人。

（二）运输工具进出境手续办理流程

运输工具进出境手续办理流程如图5-1所示。

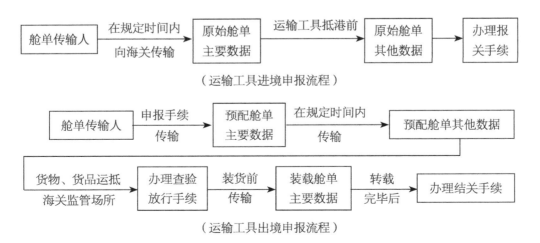

（运输工具进境申报流程）

（运输工具出境申报流程）

图5-1　运输工具进出境手续办理流程

八、进出境物品报关

进出境物品是指进出境的行李物品、邮递物品和其他物品，三者在报关要求上有所不同。

（一）三类进出境物品的报关

（1）以进出境人员携带、托运等方式进出境的物品为行李物品。

当今世界上大多数国家及地区都针对旅客进出境采用"红绿通道"制度。我国也采用了"红绿通道"制度。

根据《海关法》的规定，进出境旅客在向海关申报时，可以在两种分别以红色和绿色作为标记的通道中选择。带有绿色标志的通道称"无申报通道"（又称"绿色通道"），适用于携运物品在数量和价值上均不超过免税限额，且无国家限制或禁止进出境物品的旅客；带有红色标志的通道称"申报通道"（又称"红色通道"），适用于携带应向海关申报物品的旅客。对于选择"红色通道"的旅客，必须填写《中华人民共和国进出境旅客行李物品申报单》（以下简称《申报单》），或海关规定的其他申报单证，在进出境地向海关做出书面申报。

自2008年2月1日起，海关在全国各对外开放口岸实行新的进出境旅客申报制度。进出境旅客没有携带应向海关申报物品的，即可选择"无申报通道"通关；除海关免于监管的人员以及随同成人旅行的16周岁以下旅客以外，进出境旅客携带有应向海关申报物品的，须填写《申报单》，向海关书面申报，并选择"申报通道"通关；持有中华人民共和国政府主管部门给予外交、礼遇签证的进出境旅客，通关时应主动向海关出示本人有效证件，海关验证后予以物品免验礼遇。

（2）以邮递方式进出境的物品为邮递物品。

我国是《万国邮政公约》的签约国，根据《万国邮政公约》的规定，进出口邮件须由寄件人填写"报税单"（小包邮件填写绿色标签），列明所寄物品的名称、价值、数量，通过邮政企业向邮包寄达国家的海关申报。进出境邮递物品的"报税单"和绿色标签随同物品通过邮政企业或快递公司呈递给海关。

（3）其他物品主要包括享有外交特权和豁免的外国机构或者人员的公务用品或自用物品以及暂时免税进出境物品。

（二）进出境物品的携带原则

根据《海关法》的规定，个人携带进出境的行李物品、邮递物品，应当以自用合理数量为限。所谓自用合理数量，对于行李物品而言，"自用"指的是进出境旅客本人自用、馈赠亲友而非为出售或出租，"合理数量"是指海关根据进出境旅客旅行目的和居留时间所规定的正常数量。对进出境邮递物品而言，"合理数量"是指海关对进出境邮递物品规定的征、免税限制。

自用合理数量原则是海关对进出境物品监管的基本原则，也是对进出境物品报关的基本要求。

九、进出境货物报关

根据海关规定，进出境货物的报关业务应由依法取得报关从业资格并在海关注册的报关员办理。

（一）进出境货物报关的范围

进出境货物主要包括一般进口货物，一般出口货物，保税货物，暂准进出口货物，特定减免税进出口货物，过境、转运和通运货物及其他进出境货物。此外，一些特殊货物如通信电缆，管道输送进出境的水、电，以及无形的货物（如附着在货品载体上的软件）等也属报关的范围。

（二）进出境货物的报关内容

进出境货物的报关内容较为复杂，主要包括按照规定填制报关单，如实申报进出口货物的商品编码、实际成交价格、原产地及相应的优惠贸易协定代码，并办理提交报关单证等与申报有关的事项；申请办理缴纳税费和退税、补税；申请办理加工贸易合同备案、变更和核销及保税监管等；申请办理进出口货物减税、免税等；办理进出口货物查验、结关等；办理应当由报关单位办理的其他事项。

（三）报关程序和要求

海关对不同性质的进出境货物规定了不同的报关程序和要求。通常来讲，进出境货物的报关程序如表5-1所示。

表5-1　进出境货物的报关程序

序号	步骤	具体说明
1	书面或电子申报	进出境货物的收发货人接到运输公司或邮递公司寄交的提货通知单，根据合同规定备齐出口货物后，须做好向海关办理货物报关的准备工作，或者签署委托代理协议，委托报关企业向海关报关

（续表）

序号	步骤	具体说明
2	准备好报关单证	在海关规定的报关地点和报关期限内以书面和电子数据方式向海关申报。在申报时，报关员要认真、规范、如实填写进出口货物报关单或海关规定的其他报关单（证），并对其所填内容的真实性和合法性负责，承担相应的法律责任；准备与进出口货物直接相关的商业和货运单证，如发票、装箱单、提单等；对属于国家限制性的进出口货物，还应准备国家有关法律、法规规定的许可证件，如进出口货物许可证等；另外，还要准备好海关可能查阅或收取的其他资料、证件，如贸易合同、原产地证明等。报关单准备完毕后，报关员要把报关单上的数据以电子方式传送给海关，并在海关规定的时间、地点向海关递交书面报关单证
3	配合查验	海关对报关电子数据和书面报关单证进行审核后，报关单位在必要时，还要配合海关进行货物的查验
4	缴纳税费	属于应纳税、应缴费范围的进出口货物，进出口货物的收发货人应在海关规定的期限内缴纳进出口税费
5	结关放行	进出口货物经海关放行后，进出口货物的收发货人就可以安排提取或装运货物

除了上述工作外，对于保税加工货物、减免税进口货物等，在进出境前还需办理备案申请等手续，进出境后还需在规定的时间、以规定的方式向海关办理核销、结案等手续。

十、退关

退关又称出口退关，是指出口货物在向海关申报出口后被海关放行，但因故未能装上运输工具，发货人请求将货物退运出海关监管区域、不再出口的行为。

（一）退关申报

申请退关货物发货人应当在退关之日起三天内向海关申报退关原因，经海关核准后方能将货物运出海关监管场所。已征出口税的退关货物，可以在缴纳税款之日起一年内，提出书面申请，陈述理由，并连同纳税收据向海关申请退税。

（二）退运处理

全部货物未出口的情况下，海关审批后，按退关处理，重新办理出口报关手续。部分货物未出口的情况下，海关先对原申报出口的货物做全部退关处理，然后再对实际出口的货物办理重新报关手续。

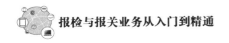

第二节　进出口货物通关程序

进出口货物的通关，一般来说，可分为五个基本环节，即申报→海关查验→征税→放行→结关。

一、申报

（一）什么是申报

申报是指进出口货物的收发货人或委托的报关企业，依照《海关法》以及有关法律、行政法规和规章的要求，在规定的期限、地点，采用电子数据报关单和纸质报关单的形式，向海关报告实际进出口货物的情况，并接受海关审核的行为。

根据《海关法》的规定，进出口收发货人应当向海关如实申报，交验进出口许可证和有关单证。如实申报是指进出口货物的收发货人或受委托的报关企业在向海关申请办理货物通关手续时，按规定的格式真实、准确地填报与进出口货物有关的各项内容。如实申报不仅是货物快捷通关的前提，同时也是进出口货物收发货人的法定义务。进出口货物的收发货人、受委托的报关企业应当对申报内容的真实性、准确性、完整性和规范性承担相应的法律责任。

相关链接

具备申报资格需要满足的条件

根据《海关法》的规定，进出口货物的收发货人，可以自行向海关申报，也可以选择委托报关企业向海关申报。向海关办理申报手续的进出口货物的收发货人、受委托的报关企业应当预先在海关依法办理注册登记手续，否则，海关不接受其申报。为进出口货物的收发货人、受委托的报关企业办理申报手续的人员，应当是取得报关员资格并在海关注册登记的报关员；未取得报关员资格或未在海关注册登记的人员，不得办理进出口货物的申报手续。

海关在接受申报时，首先审核报关单位及其人员是否符合以下条件：

（1）进出口货物的报关单位是有权经营进出口业务的企业；

（2）有权经营进出口业务的企业已向海关办理了报关注册登记手续；

（3）专门或代理从事办理报关手续的专业报关企业、代理报关企业，已向海关办理了报关注册登记手续；

（4）办理申报手续的人员，应当是取得报关员资格并在海关注册登记的报关员。

（二）申报形式

办理进出口货物的海关申报手续，应当采用纸质报关单和电子数据报关单的申报形式。

1.纸质报关单申报形式

纸质报关单申报形式是指进出口货物的收发货人、受委托的报关企业，按照《中华人民共和国海关进出口货物填制规范》（以下简称《填制规范》）的要求填制纸质报关单，备齐随附单证，向海关当面递交单证的申报形式。进出口货物纸质报关单是收发货人向海关递交的报告货物情况的法律文书，是海关依法监管货物进出口的重要凭证。进出口货物的收发货人或受委托的报关企业必须按照《填制规范》的要求如实、准确地填写，并对所填制内容的真实性、准确性、合法性、完整性负责。

2.电子数据申报形式

电子数据申报形式是指进出口货物的收发货人、受委托的报关企业备齐随附单证，通过计算机系统，按照《填制规范》的要求录入进出口货物报关单电子数据，通过中国电子口岸将数据传输至海关通关作业系统的申报方式。进出口货物的收发货人或受委托的报关企业在向海关进行纸质报关单申报的同时，应当以电子数据报关单形式向海关申报。特殊情况下，经海关同意，可以先采用纸质报关单形式申报，事后补报电子数据，补报的电子数据应当与纸质报关单内容相一致。

（三）进出口的申报期限

进出口货物的收发货人、受委托的报关企业应当自运输工具申报进境之日起 14 日内向海关申报。进口转关运输货物的收货人、受委托的报关企业应当自运输工具申报进境之日起 14 日内向进境地海关办理转关运输手续，有关货物应当自运抵指运地之日起 14 日内向指运地海关申报。

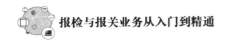
出口货物的发货人、受委托的报关企业,除海关特准外,还应当在货物运抵海关监管区后、装货的 24 小时以前向海关申报。

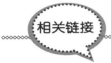

进口货物逾期未申报需承担哪些法律后果

根据《中华人民共和国海关征收进口货物滞报金办法》的有关规定,进口货物的收货人超过规定期限向海关申报产生滞报,由海关依法征收滞报金。征收进口货物滞报金应按日计征,以运输工具申报进境之日起第 15 日为起征日,以海关接受申报之日为截止日,除另有规定外,起征日和截止日均计入滞报期间。滞报金的日征收金额为进口货物完税价格的 0.05%,以人民币"元"为计征单位,不足 1 元人民币的部分免予计征。滞报金的起征点为 50 元人民币。

进口货物的收货人自运输工具申报进境之日起超过 3 个月未向海关申报的,其进口货物由海关提取依法变卖处理,所得价款在扣除运输、装卸、储存等费用和税款后,尚有余款的,自货物依法变卖之日起 1 年内,经收货人申请,予以发还;其中属于国家对进口有限制性规定,应当提交许可证件而不能提供的,不予发还。逾期无人申请或不予发还的,上缴国库。

(四)如何确定申报日期

申报日期是指申报数据被海关接受的日期。无论是以电子数据报关单形式申报还是以纸质报关单形式申报,海关以接受申报数据的日期作为接受申报日期。

1. 基本规定

以电子数据报关单形式申报的,申报日期为海关通关作业系统接受申报数据时记录的日期,该日期将反馈给报关数据发送单位,或公布于海关业务现场,或通过公共信息系统发布。

以纸质报关单形式申报的,申报日期为海关接受纸质报关单并对报关单进行登记处理的日期。

2. 几种特殊情况申报日期的确定原则

图 5-2 是几种特殊情况申报日期的确定原则。

原则一 ▷ 电子数据报关单经过海关计算机系统检查被退回的，视为海关不接受申报，进出口货物的收发货人、受委托的报关企业应当按照要求修改后重新申报，申报日期为海关接受重新申报的日期

原则二 ▷ 海关计算机系统已接受申报的报关单电子数据，经人工审核后，需要对部分申报内容进行修改的，进出口货物收发货人、受委托的报关企业应当按照海关规定进行修改并重新发送，申报日期仍为海关原接受申报的日期

原则三 ▷ 海关审结电子数据报关单后，进出口货物收发货人、受委托的报关企业未在规定的期限或核准的期限内递交纸质报关单的，海关删除电子数据报关单，收发货人或报关企业应当重新申报，申报日期为海关接受重新申报的日期

图 5-2　几种特殊情况申报日期的确定原则

（五）进出口货物的收发货人委托报关企业办理报关手续

进出口货物的收发货人可以自行向海关申报，也可以委托报关企业向海关申报。进出口货物的收发货人委托报关企业向海关办理申报手续时，应办理委托手续，与报关企业签订载有明确委托事项的委托文件，并提供委托报关事项的真实情况。

委托文件应当使用规范、统一的代理报关委托文书。纸质版代理报关委托文书包括报关委托书、委托报关协议两个文本。报关委托书主要明确双方的法律地位和责任，侧重于确立委托关系，是进出口货物的收发货人单方面授权的法律文书；委托报关协议侧重于履行"合理审查"职责、为填制报关单做准备，进出口货物的收发货人要如实提供委托报关事项的真实情况，报关企业要认真履行"合理审查"的法律义务。

报关企业接受进出口货物收发货人的委托，以自己的名义或以委托人的名义向海关提交由委托人签署的授权委托书，并按照委托书的授权范围办理有关海关手续。

（六）报关企业对进出口货物收发货人提供情况的"合理审查"

报关企业接受进出口货物收发货人的委托办理报关手续时，应当对委托人所提供情况的真实性、准确性、完整性进行合理审查，审查内容如下。

（1）证明进出口货物实际情况的有关资料，包括进出口货物的品名、规格、用途、产地、贸易方式等。

（2）有关进出口货物的合同、发票、运输单据、装箱单等商业单据。

（3）进出口所需要的许可证件及随附单证。

（4）海关要求的加工贸易手册（纸质或电子数据）以及其他进出口单证。

此外，报关企业还应当向其委托人了解买卖双方是否具有关联关系，对货物的处置、使用是否有特殊的限制条件等情况，以便向海关如实申报。

报关企业对进出口货物的收发货人所提供情况的真实性、准确性、完整性未能履行合理审查义务，致使其申报的内容不真实、不合法的，应承担相应的法律责任。根据《中华人民共和国海关行政处罚实施条例》的规定，报关企业、报关员对委托人所提供情况的真实性未进行合理审查，或者因工作疏忽致使发生申报不实情形的，海关可以对报关企业处货物价值10% 以下的罚款，暂停其 6 个月从事报关业务或者执业；情节严重的，撤销其报关注册登记、取消其报关从业资格。

（七）进口货物收货人在申报前查看货物或提取货样

进口货物的收货人在向海关申报前，因确定货物的品名、规格、型号、归类等原因，可以向海关提出查看货物或者提取货样的书面申请，经海关审核同意后，派人员到场实际监管。

进口货物的收货人查看货物或者提取货样时，由海关开具取样记录和取样清单。提取货样的货物涉及动植物及其产品以及其他须依法提供检疫证明的，应当按照国家有关规定，在取得主管部门签发的书面批准证明后提取。提取货样后，到场实际监管的海关工作人员和进口货物的收货人应当在取样记录和取样清单上签字确认。

（八）收发货人或报关企业办理申报手续时需向海关递交的报关单证

进出口货物的收发货人、受委托的报关企业应当自接到海关"现场交单"或"放行交单"通知之日起 10 日内，持纸质报关单并备齐随附单证，向货物所在地海关递交书面单证并办理相关海关手续。

进出口货物的收发货人、受委托的报关企业到海关现场办理接单审核、征收税费及验放手续时，应当向海关递交与电子数据报关单内容相一致的纸质报关单、国家实行进出口管理的许可证件以及海关要求的随附单证等。进出口货物报关单应当随附的主要单证如下。

（1）贸易合同。

（2）商业发票。

（3）装箱清单。

（4）载货清单（舱单）。

（5）提（运）单。

（6）代理报关授权委托协议。

（7）进出口许可证件。

（8）海关要求的加工贸易手册（纸质或电子数据）以及其他进出口有关单证。

货物实际进出口前，海关已对该货物做出预归类决定的，进出口货物的收发货人、受委托的报关企业在货物实际进出口申报时应当向海关提交"预归类决定书"。

（九）收发货人或报关企业办结海关手续后可以向海关申请签发的单据

进出口货物的收发货人、受委托的报关企业在办结海关手续后，可以向海关申请签发下列单据。

（1）用于办理出口退税的出口货物报关单证明联。

（2）用于办理付汇的进口货物报关单证明联。

（3）用于办理收汇的出口货物报关单证明联。

（4）用于办理加工贸易核销的海关核销联。

进出口货物的收发货人、受委托的报关企业在申领报关单证明联、海关核销联时，应当按照海关要求提供有效证明。

海关已签发的报关单证明联和海关核销联因遗失、损毁等特殊情况需要补签的，进出口货物收发货人、受委托的报关企业应当自原证明联、核销联签发之日起1年内向海关提出书面申请，并随附有关证明材料；经海关审核同意后，可予以补签。

（十）申请修改或撤销报关单证的情况

申报是进出口货物收发货人在办理货物通关手续时履行海关义务的一种法律行为。进出口货物的申报自被海关接受时起，申报单证即产生法律效力，对进出口货物的收发货人或委托的报关企业具有约束力，原则上申报内容不得修改，报关单证亦不得撤销。但若出现图5-3所示的几种情况，进出口货物收发货人或受委托的报关企业可以向海关递交书面申请，经海关审核批准后，可以对报关单证进行修改或撤销。

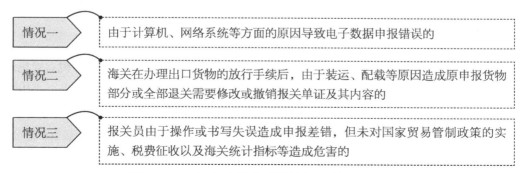

图5-3 可以申请修改或撤销报关单证的情况

情况四	海关审价、归类审核或专业认定后需要对原申报数据进行修改的
情况五	根据贸易惯例先行采用暂时价格成交、实际结算时按商检品质认定或国际市场实际价格付款方式需要修改原申报数据的；海关已经决定布控、查验进出口货物的，进出口货物的收发货人、受委托的报关企业不得修改报关单内容或撤销报关单证

图 5-3　可以申请修改或撤销报关单证的情况（续）

（十一）特殊申报方式

常规申报是指进口货物的收货人或受委托的报关企业在装载货物的运输工具申报进境后，出口货物的发货人或受委托的报关企业在货物运抵海关监管区后、装货的 24 小时前，逐批逐票货物向海关进行申报的方式。

除常规申报方式外，为了提高通关效率，方便企业合法进出，经海关批准，进出口货物的收发货人或受委托的报关企业还可以采用以下特殊的申报方式。

1. 提前申报

经海关批准，进出口货物的收发货人、受委托的报关企业可以在取得提（运）单或载货清单（舱单）数据后，向海关提前申报。在进出口货物的品名、规格、数量等已确定无误的情况下，经批准的企业可以在进口货物起运后、抵港前或出口货物运抵海关监管场所前 3 日内，提前向海关办理报关手续，并按照海关要求交验有关随附单证、进出口货物批准文件以及其他需要提供的证明文件。

验核提前申报的进出口货物许可证件有效期以海关接受申报之日为准。提前申报的进出口货物税率、汇率的适用，按照《中华人民共和国进出口关税条例》（以下简称《关税条例》）的有关规定办理。

2. 集中申报

集中申报是为了满足进出口货物收发货人在同一口岸、特殊监管区域和保税监管场所进出口货物品种相对固定、批次多、通关时效要求高的特殊需求，经海关事先核准，进出口货物收发货人先以集中申报清单申报，再以报关单形式集中办理海关手续的特殊通关方式。

根据《中华人民共和国海关进出口货物集中申报管理办法》（海关总署令第 169 号公布）的规定，经海关备案，下列进出口货物适用集中申报通关方式：

（1）图书、报纸、期刊类出版物等时效性较强的货物；

（2）危险品或者鲜活、易腐、易失效等不宜长期保存的货物；

（3）公路口岸进出境的保税货物。

集中申报企业应当向海关提供有效担保，并在每次货物进出口时，按照要求填制货物集中申报清单，向海关报告货物的进出口日期、运输工具名称、提（运）单号、税号、品名、规格型号、价格、原产地、数量、重量、收（发）货单位等海关监管所需信息，海关可准许先予查验和提取货物。集中申报企业提取货物后，应当在规定期限内向海关办理集中申报及征税、放行等手续。集中申报的进出口货物的税率、汇率的适用，按照《关税条例》的有关规定办理。

3. 补充申报

补充申报是指进出口货物的收发货人、受委托的报关企业，由于受海关进出口货物报关单格式、栏目所限不能完成全部申报事项，可在规定的期限和地点，在报关单之外采用补充申报单的形式向海关进一步申报，并接受海关审核。目前，补充申报的范围主要包括价格补充申报、归类补充申报、原产地补充申报和知识产权补充申报。

补充申报是对报关单申报内容的有效补充，不得与报关单填报的内容相抵触。补充申报单与报关单具有相同的法律效力。进出口货物的收发货人、受委托的报关企业应当按照要求如实、完整地填制补充申报单，并对补充申报内容的真实性、准确性、完整性、规范性承担相应的法律责任。

4. 定期申报

经电缆、管道、运输带或者其他特殊运输方式输送进出口的货物，经海关同意，进出口货物的收发货人、受委托的报关企业可以定期向指定海关申报。

二、海关查验

查验是海关履行监管职能的一项基本工作。对进出口货物按一定比例实施查验，是一种正常的执法行为，对于维护正常贸易秩序是很有必要的。而且海关查验是在维护货主合法权利的前提下，遵循严格的程序进行的，当事人完全没有必要担忧。

（一）海关查验的地点

海关查验一般在海关监管区内的专门查验场地进行。但对某些不宜在查验场地开拆的特殊货物，如危险品、防尘防静电品或鲜活品，经货主申请，海关可以派员到监管区以外的装卸作业环节查验货物。

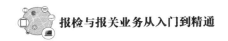

（二）海关查验的时间

为了提高效率、维护当事人的合法权利，目前各地海关都对查验时限做出规定。例如，深圳海关规定查验人员自开箱检查开始，每箱次正常查验时限为：彻底查验的情况在 3 小时以内；抽查的情况在 2 个小时以内；外形查验的情况在 1 个小时以内。这里需注意，如果货物有涉嫌走私违规等异常情况，查验时间视情况而定。

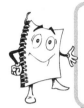

以上时限是指货物已经调运到查验作业区并开箱后的查验时间，不是指从通知到查验完毕的全部时间。实际上，国内一些港口由于种种原因往往把很多时间花在货柜从堆场调运到查验区上，导致整个查验时间较长。这种情况，完全不是海关查验率低下造成的。

（三）海关查验的基本流程

1. 进口查验

进口查验的流程如图 5-4 所示。

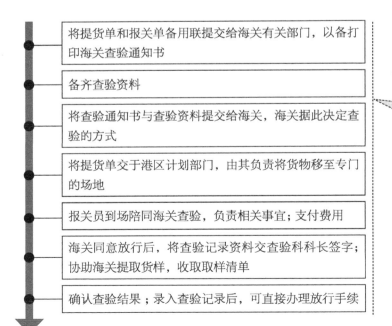

要点

1. 报关员必须确认集装箱的正确位置，以防船舶公司提货单上的卸货地点和进口日期出现错误

2. 报关单位提供的资料必须完整，包括整箱装单货物的明细

3. 海关不予放行的货物，必须明确是否要留箱

4. 查验前必须弄清楚查验的内容，以便更好地配合海关查验

将提货单和报关单备用联提交给海关有关部门，以备打印海关查验通知书

备齐查验资料

将查验通知书与查验资料提交给海关，海关据此决定查验的方式

将提货单交于港区计划部门，由其负责将货物移至专门的场地

报关员到场陪同海关查验，负责相关事宜；支付费用

海关同意放行后，将查验记录资料交查验科科长签字；协助海关提取货样，收取取样清单

确认查验结果；录入查验记录后，可直接办理放行手续

图 5-4　进口查验的流程与要点

2. 出口查验

出口查验的流程如图 5-5 所示。

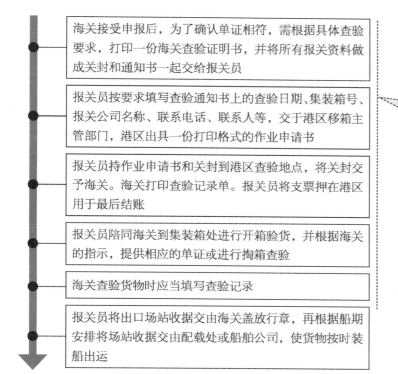

图 5-5　出口查验的流程与要点

海关查验通知单示例如表 5-2 所示。

表 5-2　海关查验通知单

海关编号：

报关有限公司：

你单位于____年__月__日申报的货物，经审核现决定实施查验，请联系港务等相关部门做好准备，于__月__日派员配合海关查验。

特此通知。

运货方式			提运单号	
存货地点			申报毛重（kg）	
包装种类		申报件数		申报净重（kg）	

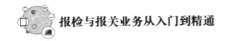
（续表）

序号	商品编码	商品名称	数量	单位	总值

联系人：　　　　　　　　　　　　　　联系电话：

经办关员：　　　　　　　　　　　　　签收人：

____年__月__日

注：海关查验通知单一式两联，第一联报关单位留存，第二联海关留存。

（四）海关查验的收费

海关在监管区内实施查验不收取费用。对集装箱、货柜车或者其他货物加施海关封志的，按照规定收取封志工本费。因查验而产生的进出口货物搬移、开拆或者重封包装等费用，由进出口货物收发货人承担。

在特殊情况下，企业可以要求海关在海关监管场所以外的地方查验，但应事先报经海关同意。海关可以派员去收发货人的仓库查验，进出口货物收发货人或者其代理人应当按照规定向海关缴纳规费。

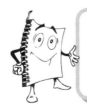

　　法律规定，当海关认为必要时，可以径行开验、复验或者提取货样。查验结束后，申报人应在"查验记录单"上签名、确认。签名应真实有效；对海关查验过程与结果是否认同应如实填写。

（五）海关查验方式

海关查验分为外形查验、开箱查验、机检查验、抽查、彻底查验五种方式，如图5-6所示。

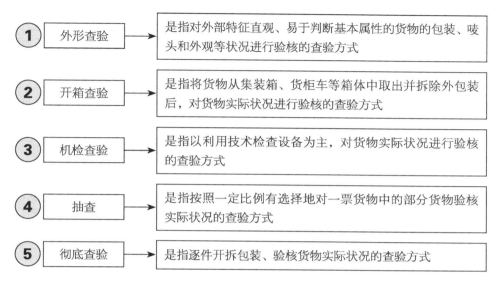

图 5-6 海关查验的五种方式

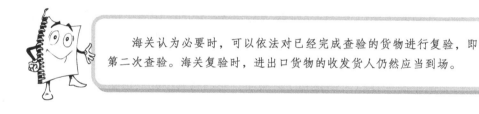

海关认为必要时，可以依法对已经完成查验的货物进行复验，即第二次查验。海关复验时，进出口货物的收发货人仍然应当到场。

（六）海关查验结果

1. 查验的结果

（1）开箱的具体情况。

（2）货物残损情况及造成残损的原因。

（3）提取货样的情况。

（4）查验结论。

2. 复验的情形

有图 5-7 所示情形之一的，海关可以对已查验货物进行复验。

情形一 ▶ 经初次查验未能查明货物的真实属性，需要对已查验货物的某些性状做进一步确认的；货物涉嫌走私违规，需要重新查验的；进出口货物收发货人对海关查验结论有异议，提出复验要求并经海关同意的

情形二 ▶ 对于进出口货物有违法嫌疑的或者经海关通知查验，进出口货物收发货人或者其代理人届时未到场的，海关可以对进出口货物径行开验。海关径行开验时，存放货物的海关监管场所经营人、运输工具负责人应当到场协助，并在查验记录上签名确认

情形三 ▶ 对于危险品或者鲜活、易腐、易烂、易失效、易变质等不宜长期保存的货物，以及因其他特殊情况需要紧急验放的货物，经进出口货物收发货人或者其代理人申请，海关可以优先安排查验

图 5-7 复验的情形

3. 海关行政赔偿

为了保护进出口货物收发货人的合法权益，《中华人民共和国海关进出口货物查验管理办法》指出，海关在查验进出口货物时造成被查验货物损坏的，由海关按照《中华人民共和国海关法》《中华人民共和国海关行政赔偿办法》的规定承担赔偿责任。

海关关员在查验过程中若损坏了被查验货物、物品，应如实填写《中华人民共和国海关查验货物、物品损坏报告书》（一式两份）并签字，然后将其中的一份交给当事人，另一份留海关存查。

海关依法径行开验、复验或者提取货样时，应会同有关货物、物品保管人员共同进行。如造成货物、物品损坏，查验关员应请在场的保管人员作为见证人在《中华人民共和国海关查验货物、物品损坏报告书》上签字，并及时通知货主。

进出口货物收发货人收到《中华人民共和国海关查验货物、物品损坏报告书》后，与海关共同协商确定货物、物品的受损程度。货物、物品受损程度确定后，以海关审定的完税价格为基数，确定赔偿金额。赔偿金额确定后，由海关填发《中华人民共和国海关损坏货物、物品赔偿通知单》（以下简称《通知单》）。收发货人自收到《通知单》之日起 3 个月内据此向海关领取赔款，或将银行账号通知海关。逾期海关不再赔偿。赔款一律用人民币支付。

（七）货主在查验中的权利和义务

1. 义务

根据海关相关法规规定，货主在海关查验过程中应履行图 5-8 所示的几项义务。

| 义务一 | **及时到场或委托代理人及时到场** |

海关通知查验时，货主应及时到场，或委托代理人及时到达指定的查验作业区配合海关查验。如果超过规定时间不到场又没有合理的理由，海关将径行开拆货物查验，由此可能引起的相关损失由货主自负。例如，一些不宜直接开拆的货物被海关开拆，导致损失等。因此，货主应了解清楚海关的查验通知，及时到场配合

| 义务二 | **搬移、开拆和重封货物** |

海关相关法规规定，货主应负责搬移货物，开拆和重封货物包装。在实际查验中，海关根据情况对卸货有不同的要求。例如，彻底查验是对货物全部卸开，逐件开箱；抽查时是卸下部分货物。因此，货主应根据海关的卸货要求，自行或委托口岸搬运公司进行操作，并负责由此产生的相关装卸费用

| 义务三 | **提供资料，回答询问** |

海关相关法规规定，如海关查验需要，货主应提供必要的资料并如实回答海关人员的询问。当海关通知查验时，货主最好准备好相关资料，如装箱单，备案合同，产品说明书，品牌授权书或其他有助于说明货物性质、数量、重量、产地等的资料

| 义务四 | **特殊情况提前通知** |

海关相关法规规定，因进出口货物所具有的特殊属性，容易因开启、搬运不当等原因导致货物损毁，需要查验人员在查验过程中予以特别注意的，进出口货物货主或其代理人应当在海关实施查验前声明

| 义务五 | **协助取样送检** |

海关并非对每一票查验货物都要送检化验。但是，如果海关对货物的性质有怀疑而要求送检时，货主就有配合海关取样送检的义务。《海关化验工作制度》规定，海关对进出口货物要求取样送检时，货主或其代理人应及时到场；在海关查验人员的监督下按照取样要求进行取样（特殊样品应由相关专业技术人员提取样品），并提供有关单证和技术资料，如产品说明书、生产工艺流程等

图 5-8 货主在查验中的义务

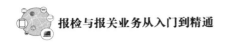
2. 权利

根据海关相关法规规定，货主在海关查验过程中应履行图5-9所示的几项权利。

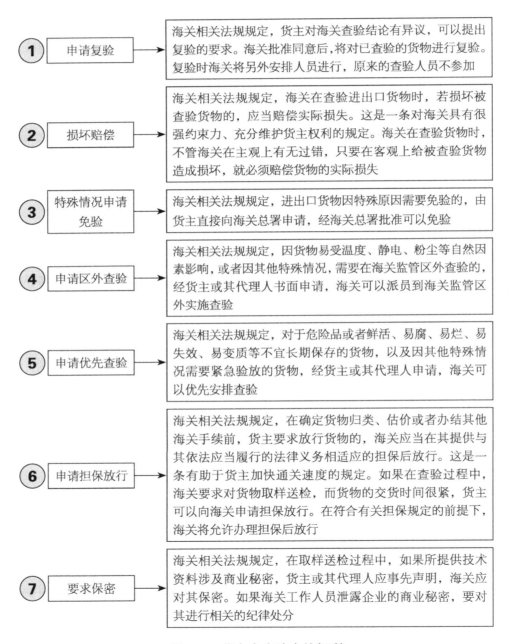

1 申请复验	海关相关法规规定，货主对海关查验结论有异议，可以提出复验的要求。海关批准同意后，将对已查验的货物进行复验。复验时海关将另外安排人员进行，原来的查验人员不参加
2 损坏赔偿	海关相关法规规定，海关在查验进出口货物时，若损坏被查验货物的，应当赔偿实际损失。这是一条对海关具有很强约束力、充分维护货主权利的规定。海关在查验货物时，不管海关在主观上有无过错，只要在客观上给被查验货物造成损坏，就必须赔偿货物的实际损失
3 特殊情况申请免验	海关相关法规规定，进出口货物因特殊原因需要免验的，由货主直接向海关总署申请，经海关总署批准可以免验
4 申请区外查验	海关相关法规规定，因货物易受温度、静电、粉尘等自然因素影响，或者因其他特殊情况，需要在海关监管区外查验的，经货主或其代理人书面申请，海关可以派员到海关监管区外实施查验
5 申请优先查验	海关相关法规规定，对于危险品或者鲜活、易腐、易烂、易失效、易变质等不宜长期保存的货物，以及因其他特殊情况需要紧急验放的货物，经货主或其代理人申请，海关可以优先安排查验
6 申请担保放行	海关相关法规规定，在确定货物归类、估价或者办结其他海关手续前，货主要求放行货物的，海关应当在其提供与其依法应当履行的法律义务相适应的担保后放行。这是一条有助于货主加快通关速度的规定。如果在查验过程中，海关要求对货物取样送检，而货物的交货时间很紧，货主可以向海关申请担保放行。在符合有关担保规定的前提下，海关将允许办理担保后放行
7 要求保密	海关相关法规规定，在取样送检过程中，如果所提供技术资料涉及商业秘密，货主或其代理人应事先声明，海关应对其保密。如果海关工作人员泄露企业的商业秘密，要对其进行相关的纪律处分

图5-9　货主在查验中的权利

（八）企业如何配合海关查验

1. 整齐堆放货物

货物应尽量堆放整齐，如果一个货柜中有多个品种货物，最好分区摆放，把相同品种的货物放在一起，以便海关抽查。

2. 备好资料并及时到场

海关通知查验后，货主应及时备齐有助于说明货物品名、规格、数量、价值等情况的资料，如装箱单、提单、备案合同、发票等，并在规定时间内赶到海关查验区配合查验。货主及时将这些资料提供给海关，对缩短货物查验时间、减少双方意见分歧非常有利。而且，一些不宜直接开拆的货物也能够及时向海关解释以免损失。由于一些进出口企业所在地离海关查验区较远，这些资料难以及时送达，因此最好在通关时由代理人携带，这样当海关要求查验时就能及时提供。

3. 收货前检验

目前，企业往往通过传真、电子邮件或电话与外商商谈进出口业务，对进出口货物最多仅是看过样品。而进口商品经过多个环节，远涉千山万水到达我国口岸时，其规格、数量、重量、性质等情况有时与原来合同不一致，这时如果企业仍依照原来合同的规格、数量等向海关申报就会出现单货不符的情况。这种情况被海关查验发现就会遭受处罚。实际上，《海关法》是允许货主在申报前查看货物或者提取货样的。因此，货主可根据实际情况行使这个权利。如果货主对进口货物的情况心中无底的话，可以先验看货物再申报。否则，等到海关查验时才发现货不对板就为时已晚了。

4. 及时更新知识产权备案

近年来，海关对知识产权的保护力度越来越大，这方面相应的案件纠纷也越来越多。多地海关在查验过程中，确定进出口货物是否涉嫌某品牌侵权时，一般通过海关内部网络上的知识产权备案库来核查该品牌权利人是否授权给货主。如果属于已经授权的企业则没有问题，如果发现是未授权企业则要通过海关法规部门联系权利人核实情况。由于贸易情况千变万化，不少权利人没有及时向海关申请更新授权企业名单，从而导致不必要的纠纷和通关延误。因此，拥有受海关保护的知识产权权利人应及时申请更新授权企业资料。

5. 防止受骗

近年来，总是有个别报关员、代理人利用货主对海关查验不了解的机会，在查验收费方面欺骗货主。其实，海关在监管区内实施查验是不收费的，货主需要承担的是查验过程中货物的搬移、开拆和重封包装等费用，而搬运公司收取这些费用都会开出正式的发票。至于个别不法报关员、代理人以海关的名义向货主索要"好处费"，货主更要警惕，不能上当。海关

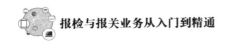

作为准军事化建设的队伍，在廉政建设方面比较严格，同时投诉处理机制也较为完善。

6. 守法是最好的配合

目前，各地海关都推出不少有助于加快通关、加快查验的优惠措施，如加急通关、预约通关等，最近还推出了"属地报关，口岸验放"的快速通关模式。但是，这些快速通关措施往往只适用于高信用企业，不是所有企业都可享有。因此，企业要想享有海关提供的优惠通关措施，减少查验的概率和简化查验过程，最好的方法就是严格遵守海关相关法律法规，争取成为高信用企业。这是对海关工作最好的配合，也是自身发展国际贸易最好的保障。

三、征税

征税是指海关根据国家的有关政策、法规对进出口货物征收关税及进口环节的税费。

在征税环节，海关做出的征税决定，对纳税义务人具有强制性。因此，纳税义务人必须按时缴纳，不得拖延。

四、放行

放行是指海关在接受进出口货物申报、查验货物，并在纳税义务人缴纳关税后，对进出口货物做出结束海关进出境监督决定，允许进出口货物离开海关监管现场的工作环节。进出口商或其代理人必须凭海关签印的货运单据才能提取或发运进出口货物。未经海关放行的海关监管货物，任何单位和个人不得提取或发运。

（一）征税放行

进出口货物在取得海关放行前，如属于应税货物，应由海关的税收部门，按照《中华人民共和国关税条例》和《中华人民共和国进出口税则》的规定，并根据一票一证的方式对这些货物收发货人征收有关关税和代征税，然后签印放行。

（二）担保放行

进出口货物的担保放行是指担保人因进出口货物税款或某些证件不能及时备齐而向海关申请先予放行时，以缴纳保证金或提交保证函的法定方式，向海关保证在一定期限内履行其在通关活动中承诺的义务的法律行为。其目的是为了确保海关监管货物的安全性，避免因纳税人无偿付能力或不履行义务而对海关造成的风险。

1. 实行担保放行制度的情况

根据《中华人民共和国海关关于进出口货物申请担保的管理办法》的规定，海关对符合下列情况的进出口货物实行担保放行制度。

（1）暂时进出口货物，包括来华拍摄或与我国国内单位合作拍摄电影、照片、图片、幻灯片运进我国的摄影器材、胶卷、胶片、录像带、车辆、服装、道具等；来华进行体育竞赛、文艺演出而运进的器材、道具、服装、车辆、动物等；来华进行工程施工，学术、技术交流、讲学而运进的各种设备、仪器、工具、教学用具、车辆等。

（2）正向海关申请办理减免税手续，而货物已运抵口岸，亟待提取或发运，要求缓办进出口纳税手续的。

（3）国家进出口奶制品，已经领取了进出口许可证，因故不能及时提供的。

（4）进出口货物不能在报关时交验有关单证（如发票、合同、装箱清单等），而货物已运抵口岸，亟待提取或发运，要求海关先放行货物，后补交有关单证的。

（5）经海关同意，将海关未放行的货物暂存放于海关监管区之外场所的。

（6）因特殊情况，经海关总署批准的。

2. 不接受担保的情况

海关对下列情况不接受担保。

（1）进出口国家限制进出口的货物，未领到进出口货物许可证的。

（2）进出口金银、濒危动植物、文物、中西药品、食品、体育及狩猎枪支弹药和民用爆破器材、无线电器材、保密机等受国家有关规定管理的进出口货物，不能向海关交验有关主管部门批准文件或证明的。

3. 担保的形式

进出口货物担保的形式有两种，即缴纳保证金和提交保证函。

（1）缴纳保证金。

保证金是由担保人向海关缴纳现金的一种担保形式。要求减免税的进口货物在未办结有关海关手续之前，担保人申请先期放行货物的，应支付保证金，保证金的金额应相当于有关货物的税费之和。

（2）提交保证函。

保证函是由担保人按照海关的要求向海关提交的、订有明确权利和义务的一种担保文件。出具保证函的担保人必须是中国法人，可由缓税单位的开户银行担保。

相关链接

申请担保的程序与办事对象义务

一、担保申请程序

第一步：进出口货物收发货人或其代理人向现场海关提出书面申请，并递交规定的文件资料。

进出口货物收发货人或其代理人应填写《缴纳保证金申请书》/《保证函》（一式两份），示例分别如表 1 和表 2 所示。

表 1　缴纳保证金申请书

缴纳人（公章）：

开户银行：

账号：

编号：_____

（各海关自行编号）

报关单号		货物名称		总金额	
合同号		运输工具及运单			
申报日期					

申请：我单位进（出）口上述货物，因_____

_____原因，望缴纳保证金提取货物。保证

在____年__月__日前，来上海_____海关办结海关手续，逾期同意将保证金转为税款，并愿意接受海关处罚。

经办人_____　　法人_____　　电话_____

单位地址_____

____年__月__日

海关批注	审核意见		审批意见	
		经办关员：　　科领导：		科领导：　　　处领导：

（续表）

海关批注	缴纳保证金 关税_____ 增值税_____ 消费税_____ 共计_____ 收据号_____ 海关收款人_____ ____年__月__日
	销保情况： 转（退）关税_____ 增值税_____ 消费税_____ 附单证_____ 经办人_____ ____年__月__日

表2 保证函

（ ）关保字第 号

担保人：　　　　　　　　　　法定代表人：

地址：　　　　　　电话：　　　　开户银行及账号：

货物名称		数量		金额	
贸易国别		运输工具		货物进（出）口日期	
有关文件及单证号					
申请理由： 					
保证事项： 					
如不能按期履行上述义务，我愿接受海关处罚。 担保人（公章）　　　　　　　　　　经办人（签印） ____年__月__日					
海关批注：					

另外，进出口货物收发货人或其代理人应提交如下书面单证。

（一）报关员证。

（二）代理报关委托书。

（三）预录入报关单（指预录入公司录入、打印，并联网将录入数据传送到海关，由申报单位向海关申报的报关单）。

（四）发票、装箱单、合同、提单等随附单据。

（五）加工贸易需提供加工贸易手册。

（六）对外贸易管理制度规定需向海关递交、凭以实施实际监管的各种许可证件，如进（出）口许可证、重要工业品进口登记证明、机电产品进口证明、机电产品进口登记表、进口废物批准证书、被动出口配额证、检验检疫入（出）境货物通知单、濒危物种进出口允许证、精神药物进（出）口准许证、文物出口许可证、音像制品进口管理许可证明等。

（七）其他有特殊监管条件的有关单证以及海关要求出示的单证。

第二步：现场海关对申请材料进行审核，并将签署意见的《缴纳保证金申请书》/《保证函》传送通关管理处。

第三步：通关管理处对现场海关报送的申请材料进行审批后，对电子报关数据进行相应处理，并将经审批的《缴纳保证金申请书》/《保证函》传送有关现场海关。

第四步：现场海关根据通关管理处审批意见，打印有关单证，并按确定的金额收取保证金，开具《中华人民共和国海关保证金收据》（示例如表 3 所示）。以保函方式担保的现场海关将其中一份《保证函》交给报关人留存，使其凭以办理销案手续。

表 3　中华人民共和国海关保证金收据

缴纳单位：　　　　　　　　　　　　　　　　　编号：

货物名称		数量		金额	
运输工具名称				有效期	
保证金金额					
支付保证金原因：					
备注					

海关（签印）　　　　　　　　　　　　　经办关员：＿＿＿＿＿＿＿＿

　　　　　　　　　　　　　　　　　　　　＿＿＿年＿＿月＿＿日

二、办事对象义务

（一）应具备一定的资格、条件

（1）担保人应为对货物的进出口或税款的缴纳承担法律责任的法人；

（2）出具《保证函》的担保人必须是中国法人。

（二）需交验的材料

需交验的材料除办事程序中的随附的书面报关单证，还有加盖印章的《缴纳保证金申请书》和加盖印章的《保证函》。

（三）需延长担保期限所应履行的义务

担保人因故无法在规定期限内履行所承诺的义务而需要延长担保期限的，应在担保期满之前，向海关提出书面申请。担保延期申请程序同上述担保申请程序。

（四）不履行担保义务应承担的责任

担保人必须在规定期限内履行其在《缴纳保证金申请书》和《保证函》上所承诺的义务，向海关办理担保销案手续。对未在担保期限内办理销案手续的，应接受海关的下列处置：

（1）将保证金抵作税款，责令报关人补办进出口手续并处以罚款；

（2）责令担保人缴纳税款或通知银行扣缴税款，并处以罚款；

（3）暂停或取消报关人的报关资格。

三、办事机构义务

（1）现场海关对担保申请和有关书面单证进行审核，将签署意见的《缴纳保证金申请书》/《保证函》传送通关管理处，并根据通关管理处审批意见进行相关操作，开具《中华人民共和国海关保证金收据》，签退一份《保证函》供报关人留存。

（2）通关管理处对现场海关报送的申请进行审批，对电子报关数据进行相应处理，并将经审批的《缴纳保证金申请书》/《保证函》传送有关现场海关。

4. 担保的程序和期限

（1）凡符合申请担保条件的货物，由申请担保人向办理有关货物进出口手续的海关申请担保，海关进行审核后，确定担保的形式。

（2）以保证金形式申请担保的，由报关人向海关缴纳相当于有关货物的进口税费等额的保证金。海关收取保证金后，向报关人出具《中华人民共和国海关保证金收据》。

（3）以保证函形式申请担保的，由担保人按照海关规定的格式填写《保证函》（一式两份），并加盖担保人的公章，一份留海关备案，另一份由担保人留存。

一般情况下，进出口货物的担保期不得超过 20 天，否则，将由海关按规定对其进行处理。因特殊情况，需要在担保期限内申请延长担保期限的，由海关审核通过后，适当予以展期。暂时进口货物的担保期限按照海关对暂时进口货物监管办法的有关规定执行，一般是在货物

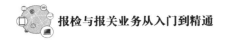

进口之日起 6 个月内。

5. 担保的销案

当事人办理进出口担保申请时，应在担保期满前，主动向海关办理销案手续。销案是指担保人在规定期限内履行了事先承诺的义务后，凭有关证明要求海关退还已缴纳的保证金或注销已提交的保证函，以终止所承担义务的海关手续。其中已缴纳保证金的，由报关人凭《中华人民共和国海关保证金收据》向海关办理退还保证金和销案手续；以保证函形式向海关申请担保的，由申请担保人凭留存的一份《保证函》向海关办理销案手续。对未能在担保期限内向海关办理销案手续的，海关可视不同情况，按下列规定处理：

（1）将保证金抵作税款，责令报关人按规定补办进出口手续，并处以罚款；

（2）责令担保人缴纳税款或通告银行扣缴税款，并处以罚款；

（3）暂停或取消报关人的报关资格。

保证金和保证函的销案程序

保证金和保证函的销案程序如下。

一、保证金销案

第一步：担保人向业务现场提出保证金销案申请。担保人应填写《退转保金保函申请书》，并随附足以证明已完成担保事项的书面单证、材料：

（1）海关在接受担保时所开具的《中华人民共和国海关保证金收据》；

（2）暂时进口货物的出口报关单或暂时出口货物的进口报关单；

（3）申请担保时因故不能及时提供的进出口许可证件；

（4）申请担保时因故无法提供有关单证（如发票、合同、装箱清单等）；

（5）申请担保时因故无法提供的减免税证明；

（6）有关部门对进出口货物的归类、价格确认证书；

（7）其他足以证明已完成担保事项的书面单证、材料。

第二步：现场海关对《退转保金保函申请书》和所附单证、材料进行初审，并将签署意见的"退转保金保函申请书"和有关单证传送通关管理处审单中心。

第三步：通关管理处审单中心审批后，对电子数据进行相应处理，并将经审批的"退转保金保函申请书"传送有关现场海关。

第四步:有关现场海关进行保证金的账面核销,签退有关单证,打印《退转保证金联系单》。需要转税的,由业务现场海关打印税单;需要退保证金的,开具《海关领款书》,凭此到海关财务部门办理退款手续。

退转保金保函审批单样例如下所示。

退转保金保函审批单

报关单编号	
保证金申请书编号	
保证金收据编号	
缴款单位	
商品名称	
规格型号	
商品数量	
合同号	
业务现场审核意见	经办人员:　　　　　　　　科领导:
审单处审批意见	科领导:　　　　　　　　处领导:

二、保证函销案

第一步:担保人向业务现场提出保证函销案申请。担保人应填写《退转保金保函申请书》,并随附足以证明已完成担保事项的书面单证、材料,包括报关人留存的《保证函》和与保证金销案中应随附的单证、材料中(2)~(7)项同样的单证、材料。

第二步:现场海关对"退转保金保函申请书"和所附单证、材料进行初审,并将签署意见的《退转保金保函申请书》和有关单证传送通关管理处审单中心。

第三步:通关管理处审单中心审批后,对电子数据进行相应处理,并将经审批的《退转保金保函申请书》传送有关现场海关。

第四步:现场海关进行相应的销案操作。

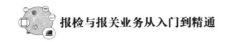

（三）信任放行

信任放行是海关为适应外向型经济发展的需要，在有效监管的前提下，对监管模式进行改革的一项措施。海关根据进出口企业的通关信誉、管理水平等因素，对其进行评估分类，对被海关授予"信得过企业"称号的各类企业给予通关便利，如采取集中报关、预先报关、信任放行等优惠措施，使这些企业的进出口货物在口岸进出口时径直放行，事后一定时期内，通过分批或集中定期纳税来完备海关手续。这种放行制度是建立在海关与企业、报关人相互信任的基础上的。但这在方便企业的同时，也给海关带来了一定的管理风险。为此，各地海关应采取与企业签订"信任放行"的谅解备忘录，实行"义务监管员"的制度，即企业按海关要求推荐义务监管员，经海关培训合格后发证上岗，代替海关行使权力。有的海关还开辟了"信得过企业窗口"。这些措施，为企业节省了通关费用，同时也缓解了海关力量不足的矛盾。当然，经海关批准的"信得过企业"，若被发现有违反海关规定的行为，海关可以提出警告，情节严重的，可立即取消通关优惠企业资格，并依法从严惩处。

五、结关

结关是"办结海关手续"的简称，是指进出口货物的收发货人或其代理人向海关办理完进出口货物通关的所有手续，履行了法律规定的与进出口有关的义务后，海关就不再进行监管工作。

第六章

进出口货物报关实务

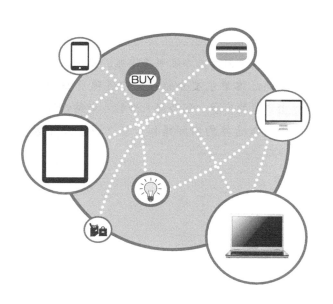

进出口企业应在法律规定的报关期限内，及早向海关办理申报手续，以保证准时装运。本章主要介绍报关中各项业务如进出口货物申报、配合海关查验、缴纳税费、海关放行等的实际操作步骤、方法及注意事项。

第一节 进出口货物申报

根据《海关法》的规定，进出口货物的发货人应在货物的出境地向海关申报，可使用纸质报关单和电子数据报关单的形式进行申报。由于各大海关大都安装使用了电子口岸系统，因此下面主要就电子报关进行说明。

一、准备申报单证

准备申报单证是报关员开始进行申报的第一步，也是整个报关工作能否顺利进行的关键一步。申报单证可以分为报关单（证）和随附单据两大类。

为了加速通关，报关员在准备单证时要仔细检查并确认以下事项。

（1）报关单填报的项目要准确、齐全。要逐项详细填写报关单各栏，确保内容齐全、正确;尽可能在电子版上填报，若在纸质版上填报不可用铅笔和红墨水笔或红色复写纸填写项目，若有更改，要在更改项目上加盖校对章。

（2）不同合同的货物，不能填报在一份报关单上。

（3）一张报关单上如有多种不同商品，应分别填报清楚，但一张报关单上最多填报五项海关统计商品编号的货物。

（4）随附的单证要正确、齐全、清楚，以防止短缺或张冠李戴。

（5）报关单必须做到两个相符:一是单证相符，即报关单与合同、批文、发票、装箱单等相符;二是单货相符，即报关单所报内容与实际进出口货物相符。

（6）向海关申报的进出口货物报关单由于各种原因，原来填写的内容与实际货物有出入，需向海关办理更正手续的，应填写报关单更正单，对原来填写的项目进行更改，并确保更改内容清楚。

二、电子数据申报

目前，进出口企业通常通过海关的电子口岸系统进行电子数据申报，具体申报流程如图6-1所示。

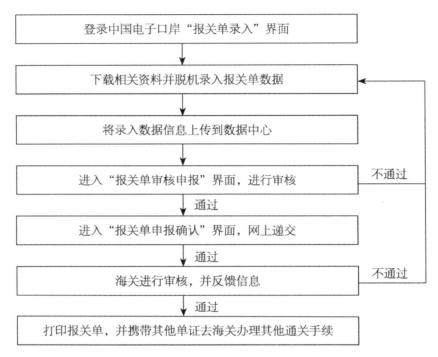

图 6-1　电子数据申报流程

三、递单

报关单位在完成报关单的预录入后，应将准备好的报关随附单证及按规定填制好的进出口货物报关单正式向进出口口岸海关递交申报。

（一）递单期限

海关审结电子数据报关单后，进出口货物的收发货人应当自接到海关"现场交单"或"放行交单"通知之日起 10 日内，持打印好的纸质报关单，备齐规定的随附单证并签名盖章，到货物所在地海关递交书面单证并办理相关海关手续。

确因节假日或转关运输等其他特殊原因需要逾期向海关递交书面单证并办理相关海关手续的，进出口货物的收发货人应当事先向海关提出书面申请并说明原因，经海关核准后在核准的期限内办理，最长期限为 30 个自然日。

未在规定期限或核准的期限内递交纸质报关单的，海关将删除电子数据报关单，进出口货物的收发货人应当重新申报，由此产生的滞报金按照《中华人民共和国海关征收进口货物滞报金办法》的规定办理。

（二）递单资格要求

办理申报手续的人员应当是取得报关员资格并在海关注册的报关员。未取得报关员资格或未在海关注册的人员不能办理现场交单手续。

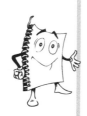

特殊情况下，个别内容不符的，经海关审核确认无违法情形的，由进出口货物的收发货人重新提供与报关单电子数据相符的随附单证或提交有关说明的申请，并申请办理报关单数据修改，电子数据报关单可不予删除。

其中，实际交验的进出口许可证件与申报内容不一致的，经海关认定无违反国家进出口贸易管制政策和海关有关规定的，可以重新向海关提交。

（三）现场交单要求

现场交单时，应当递交与电子数据报关单内容相一致的纸质报关单、国家实行进出口管理的许可证件以及海关要求的随附单证等。进出口货物报关单应当随附的单证包括合同、发票、装箱清单、载货清单（舱单）、提（运）单、代理报关授权委托协议、进出口许可证件、海关要求的加工贸易手册（纸质或电子数据的）及其他进出口有关单证。报关单位对所递交单证的真实性、合法性、规范性负责。

（四）接受询问

海关审核电子数据报关单时，需要进出口货物的收发货人解释、说明情况或补充材料的，报关员应当在接到海关通知后及时说明或提供完备材料。

（五）补充申报的要求

（1）海关对进出口货物申报价格、预归类进行审查时，应当按海关要求提交相关单证和材料。需要进行补充申报的，应当如实填写补充申报单，并向海关递交。

（2）需要向海关申报知识产权状况的进出口货物，应当按照海关要求向海关如实申报有关知识产权状况，并提供能够证明申报内容真实的证明文件和相关单证。海关将按规定实施保护措施。

（六）其他注意事项

（1）货物实际进出口前，海关已对该货物做出预归类决定的，在货物实际进出口申报时应当向海关提交"预归类决定书"。

（2）因网络、计算机系统出现故障而采用先填制、递交纸质形式报关单向海关申报，具保和提发货的电子数据应在故障排除后3日内补报。

四、关注审单环节的处理过程和结果

（一）海关审单的主要任务

海关审单是指海关工作人员通过审核报关员递交的报关单及其随附有关单证，检查判断进出口货物是否符合《海关法》和其他有关政策、法规的行为。审核单证是海关监管的第一个环节，不仅为海关监管的查验和放行环节打下了基础，而且也为海关的征税、统计、查私工作提供了可靠的单证和资料。

海关审单的主要任务有以下六项。

（1）确认报关企业及报关员是否具备报关资格，有关证件是否合法有效。

（2）报关时限是否符合海关规定，确定是否须征收滞报金。

（3）货物的进出口是否合法，即是否符合国家有关对外贸易法律、法规的规定。

（4）报关单证的填制是否完整、准确，单证是否相符、齐全、有效。

（5）要对通过电子计算机登记备案的加工贸易合同中的每次进出口数据进行核对，并在"登记手册"上登记。

（6）根据《中华人民共和国进出口关税条例》和国家其他有关税收政策确定进出口货物的征免性质。

（二）关注审单作业环节的处理过程及结果

在审单作业过程中，报关员可以通过海关设置在报关或预录入大厅的显示屏幕和自助终端、手机及EDI通关系统等工具了解审单等作业环节的处理过程及结果，以保证及时办理通关手续。

审单等作业环节处理结果分别由计算机系统、审单中心或接单审核/征收税费环节对外发布。

1. 计算机系统自动对外发布

计算机系统对报关单电子数据进行审核后，根据通道判断情况，自动对外发布处理结果，具体如表 6-1 所示。

表 6-1 计算机系统自动对外发布处理结果

序号	结果类别	具体说明
1	不接受申报	通知报关员有关报关单电子数据未通过计算机审核，海关不接受申报，请报关员按海关要求修改报关单电子数据后重新进行电子申报
2	等待处理	通知报关员审单中心正在对有关报关单数据进行审核或正在等待审核，请继续等待处理结果
3	现场交单	通知报关员有关报关单电子数据已通过计算机审核，请报关员立即向隶属海关现场接单审核/征收税费环节递交纸质报关单证和缴纳税费手续
4	办理放行交单手续	通知报关员有关报关单电子数据已通过计算机审核，请报关员立即携带所有纸质报关单证前往隶属海关现场递交单证并办理放行手续

2. 审单中心对外发布

审单中心对通道判断及其审核的报关单电子数据进行专业化审单后，负责对外发布处理结果，具体如表 6-2 所示。

表 6-2 审单中心对外发布处理结果

序号	结果类别	具体说明
1	请修改报关数据	通知报关员申报有错误，要求其按规定办理报关单数据修改、删除手续
2	等待处理	通知报关员审单中心正在对有关数据进行审核或正在等待审核，请继续等待处理结果
3	与海关联系	通知报关员审单中心需要进一步了解有关情况，请报关员立即通过以下方式与海关取得联系 （1）通过接单审核/征收税费岗位的海关关员与审单中心联系，由该海关关员调阅计算机有关信息并向报关员提出要求 （2）通过电话或传真直接与审单中心联系 （3）通过交互式电子图像传输系统直接与审单中心联系 （4）前往审单中心说明情况（指已经通过以上方式联系后仍无法解决审单问题、确有必要请报关员前往的。审单中心与通关现场地理位置相距较远时，原则上不应要求报关员前往审单中心说明情况）

（续表）

序号	结果类别	具体说明
4	现场交单	通知报关员有关报关单数据已通过审单中心审核，请报关员立即向隶属海关现场接单审核/征收税费环节递交纸质报关单及随附单证
5	办理放行交单手续	通知报关员有关报关单电子数据已通过审单中心审核，请报关员立即携带所有纸质单证前往隶属海关现场办理交单和放行手续

3. 接单审核/征收税费环节对外发布

隶属海关在对通关判断或审单中心交其审核的报关单电子数据进行审核后，负责对外发布处理结果，具体如表6-3所示。

表6-3　接单审核/征收税费环节对外发布处理结果

序号	结果类别	具体说明
1	请修改报关数据	通知报关员申报有错误，要求其按规定办理报关单数据修改、删除手续
2	等待处理	通知报关员审单中心正在对有关报关单数据进行审核或正在等待审核，请继续等待处理结果
3	缴纳税费	通知报关员到海关领取各类专业缴款书并缴纳税费
4	办理查验放行手续	通知有关人员缴纳税费后（无税费的直接）到查验放行环节办理查验放行手续

海关的信息提示及其处理状态和操作如表6-4所示。

表6-4　海关的信息提示及其处理状态和操作

海关提示	处理状态	操作
现场办手续	审核结束	审结
等待处理	审证处理	电子审单结束
待海关通知	审核中	内挂
与现场联系	审核中	外转
与中心联系	审核中	外挂

（续表）

海关提示	处理状态	操作
退单重报	审核结束	退单
待海关通知	审核中	内转
与现场联系	审核中	外转挂起
等待处理	接单审核	电子审单尚未结束

五、属地申报，口岸验放

（一）定义

"属地申报，口岸验放"是指符合海关规定条件的守法水平较高的 A 类企业，在其货物进出口时，可以自主选择向其属地海关申报，并在货物实际进出境地的口岸海关办理货物验放手续的一种通关方式。

（二）办事程序

1. 进口

（1）运输工具进境前（时），在海关规定的时间内，运输工具负责人或其代理人向口岸海关传输进口舱单电子数据。

（2）进口货物的收货人或其代理人在口岸海关接受进口舱单数据申报后（海关另有规定的除外），即可选择"属地申报，口岸验放"方式，将数据录入进口货物报关单，向属地海关进行申报。

（3）报关单电子数据经海关审结后，报关员在属地海关接单点递交纸质报关单证，并办理有关税费手续。

（4）报关员向口岸海关办理进口货物的查验、放行手续，海关对进出口货物进行风险分析后确定货物是否需要查验，对不需要查验的直接予以放行。

2. 出口

（1）出口货物的发货人或其代理人在取得出口口岸订舱数据后（海关另有规定的除外），即可选择"属地申报，口岸验放"方式，将数据录入出口货物报关单，向属地海关进行申报。

（2）报关单电子数据经海关审结后，报关员在属地海关接单点递交纸质报关单证，并办理有关税费手续。

（3）报关员向口岸海关办理出口货物的查验、放行手续，海关对进出口货物进行风险分析后确定货物是否需要查验，对不需要查验的直接予以放行。

3. 交单规定

（1）属地海关接单点负责验核纸质报关单、合同、发票、装箱单、许可证件、原产地证明等报关单证。

（2）对在口岸才能办理的报关单证（如进口通关单等），报关员可以在口岸海关办理查验与实际货物放行手续时向海关交验。

4. 报关单的修改和撤销

报关单的修改和撤销申请应向属地海关提出并办理。

5. 查验、放行

报关员在属地海关办理交单手续后，若有查验通知的，可自行或委托其他代理人向口岸海关办理货物的查验手续；不需要查验的，直接在口岸海关办理货物的放行手续。

6. 报关单证明联的签发

进出口货物放行、结关后，报关员可向属地海关申请办理报关单证明联签发手续。

（三）适用范围

（1）"属地申报，口岸验放"适用于 A 类以上企业。

（2）对因海关规定或国家进出口许可证件管理，须在属地或口岸进行申报并办理验放手续的进出口货物，暂不适用"属地申报，口岸验放"通关方式。

六、国际贸易单一窗口报关操作指南

以下简单介绍国际贸易单一窗口的报关操作指南。

第一步，打开"中国国际贸易单一窗口"页面，在页面右上角找到"标准版应用"，单击进入即可看到图 6-2 所示的页面。

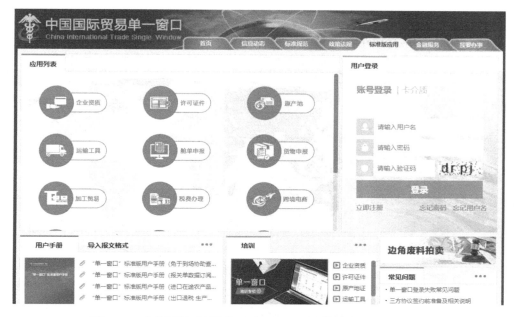

图6-2 中国国际贸易单一窗口——标准版应用页面截图

第二步，单击"货物申报"模块会出现下述细分模块窗口，请根据你所需要办理的业务选择办理，具体如图6-3所示。

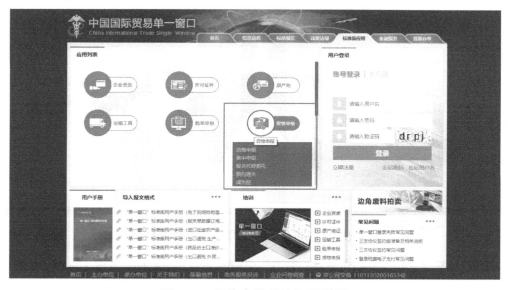

图6-3 货物申报模块页面截图

第三步，在单一窗口下使用用户名和密码登录。如果选择 U 盘或者卡登录的话，可以单击下方的卡介质登录，具体如图 6-4 和图 6-5 所示。

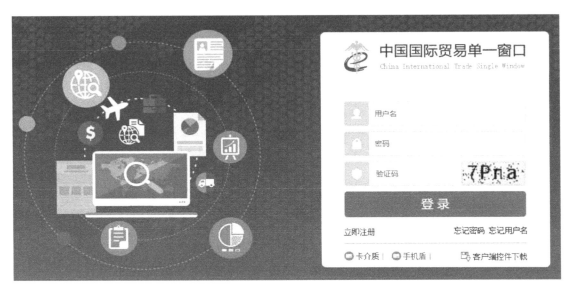

图 6-4　登录页面截图（一）

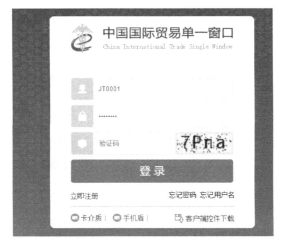
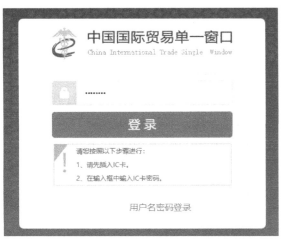

图 6-5　使用用户名和使用卡介质登录页面截图（二）

第四步，登录"中国国际贸易单一窗口"申报主页面，如图 6-6 所示。

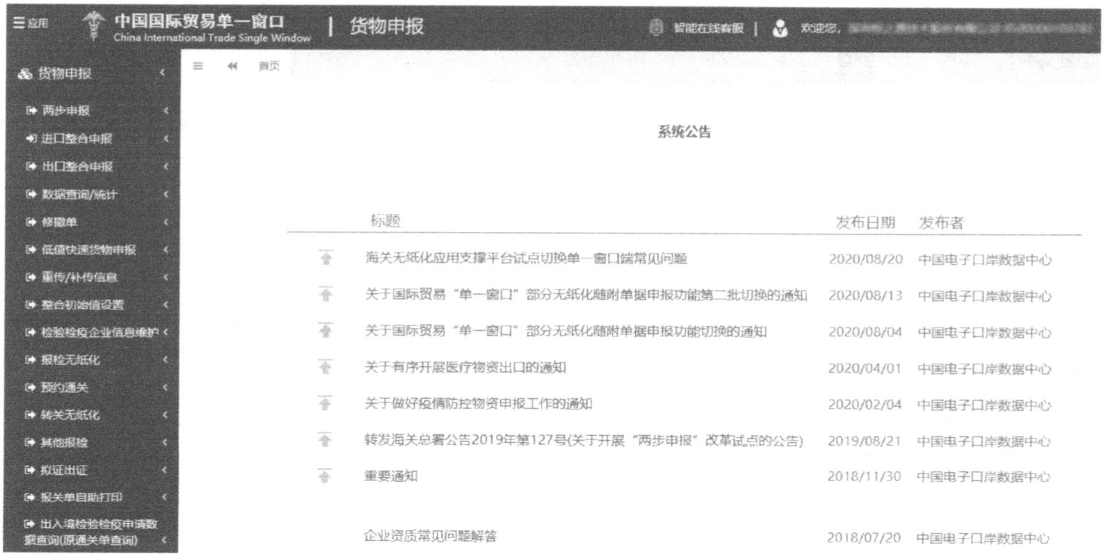

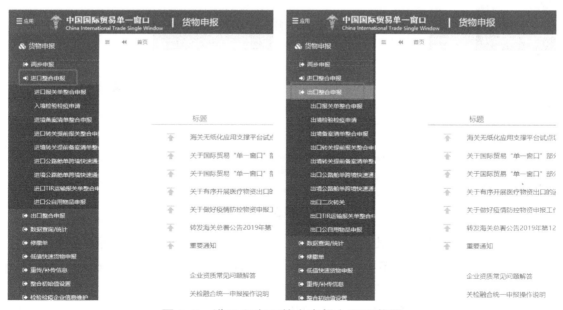

图 6-6　申报主页面截图

第五步，单击申报主页面左上方的"进口整合申报"或者"出口整合申报"，进入"整合申报"主页面，如图 6-7、图 6-8 和图 6-9 所示。这里需注意，申报窗口下的右下方蓝色空白处如果有单据编号，我们可以在这里查询和录入。

图 6-7　进口和出口整合申报主页面截图

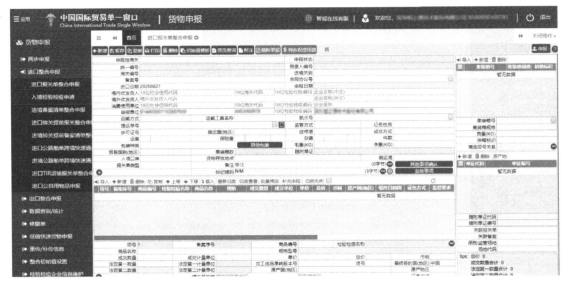

图 6-8　进口整合申报页面截图

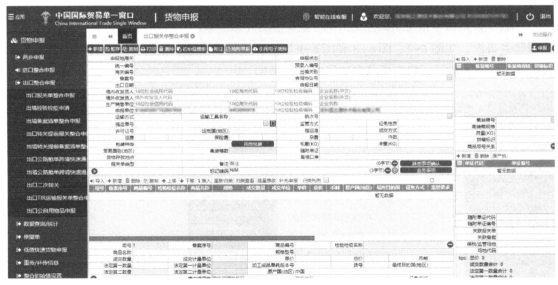

图 6-9　出口整合申报页面截图

第六步，录入数据后，单击"暂存"键加以保存（见图 6-8 和图 6-9）。这一步非常重要，如果忘记操作此步，那么之前所录入的数据因没有及时保存而丢失。因此，在此一定要注意及时录入、及时保存数据，以方便后期报关操作。

第七步，当所有的录数据都录入保存完毕后，请单击"打印"键，打印出纸质文件审核校对。打印的纸质文件样例如图 6-10 所示。

中华人民共和国海关进口货物报关单

预录入编号：534920201490030774　　海关编号：534920201490030774　（前海港区）　　页码/页数：1/1

境内收货人 (91440300715 2887659) 深圳○○○○○○公司	进境关别 (5349) 前海港区	进口日期 20200803	申报日期 20200803	备案号
境外发货人 WireMasters, Inc	运输方式 (Y) 保税港区	运输工具名称及航次号	提运单号	货物存放地点 前海湾保税港区园区
消费使用单位 (91440300715 2887659) 深圳○○○○○○公司	监管方式 (0110) 一般贸易	征免性质 (101) 一般征税	许可证号	启运港 (CHN000) 中国境内
合同协议号 1016823	贸易国 (地区) (USA) 美国	启运国 (地区) (CHN) 中国境内	经停港 (CHN000) 中国境内	入境口岸 (470201) 皇岗
包装种类 (93) 天然木托	件数 1	毛重 (千克) 466	净重 (千克) 443	成交方式 (3) FOB	运费 CNY/858/3	保费 000/0.3/1	杂费

随附单证：保税核注清单QD5349205000078014；反制措施排除代码PC0236002008010017 随附单证2：合同；装箱单；发票；代理报关委托协议（电子）

标记唛码及备注
备注：由前海湾保税港区园区转进口 TL2007294607 总价：USD15713.36 IL0/SIP/10902 有IPPC标识 N/M

项号	商品编号	商品名称及规格型号	数量及单位	单价/总价/币制	原产国 (地区)	最终目的国	境内目的地	征免
1	8544492900 电线	4 地铁车辆内部照明灯具,起导电的功能 无接头 WIREMASTERS牌 16AWG, 600	427千克 101306英尺	0.1290 13075.44 美元	美国 (USA)	中国 (CHN)	中国 (44031/440300)深圳特区/广 东省深圳市 照章征税 (1)
2	8544492900 电线	4 地铁车辆内部照明灯具,起导电的功能 无接头 WIREMASTERS牌 22AWG, 600	16千克 9843英尺	0.2680 2637.92 美元	美国 (USA)	中国 (CHN)	中国 (44031/440300)深圳特区/广 东省深圳市 照章征税 (1)

| 特殊关系确认：否 | 价格影响确认：否 | 支付特许权使用费确认：否 | 自报自缴：否 |
| 报关人员　报关人员证号　　电话 申报单位 ○○○○○○○○○○管理有限公司 | 兹申明对以上内容承担如实申报、依法纳税之法律责任 申报单位（签章） | 海关批注及签章 |

图 6-10　打印的纸质文件样例

在实际工作中，纸质文件的审核常选择多人审校方式，以确保准确无误。如果操作单位是专业报关公司，在该文件确认无误后，由专业报关公司加盖公章作为原始文件留存，以备后期提供给委托报关公司做缴税退税之用。

第八步，当文件中所有数据确认无误后回到申报窗口页面，单击右上方的"申报"键向海关发送申报请求。

第九步，申报完毕后，返回货物申报主页，单击左边"数据查询/统计"中的第一条目："报关数据查询"，随即进入报关数据查询页面，可以查询到相关申报状态，如图 6-11 所示。

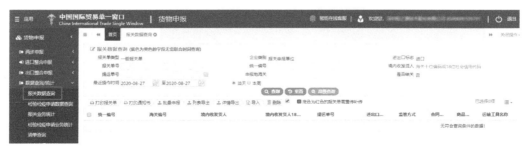

图 6-11　报关数据查询页面截图（一）

接下来，输入申报地海关代码，在进出口标志处选择进口还是出口，然后输入申报时间，再单击"查询"键，页面部分将显示查询报关状态，如图 6-12 所示。

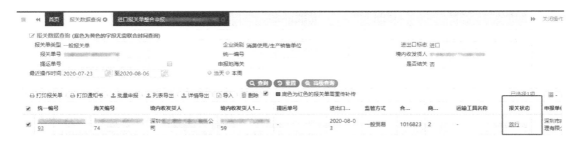

图 6-12　报关数据查询页面截图（二）

报关状态有保存、审结、结关、放行等几种。

单击报关状态栏中的状态选项，单一窗口主页底部会出现报关单回执，其详细列出了货物的通关状态，如图 6-13 所示。如有需要，可打印报关单，如图 6-14 所示。

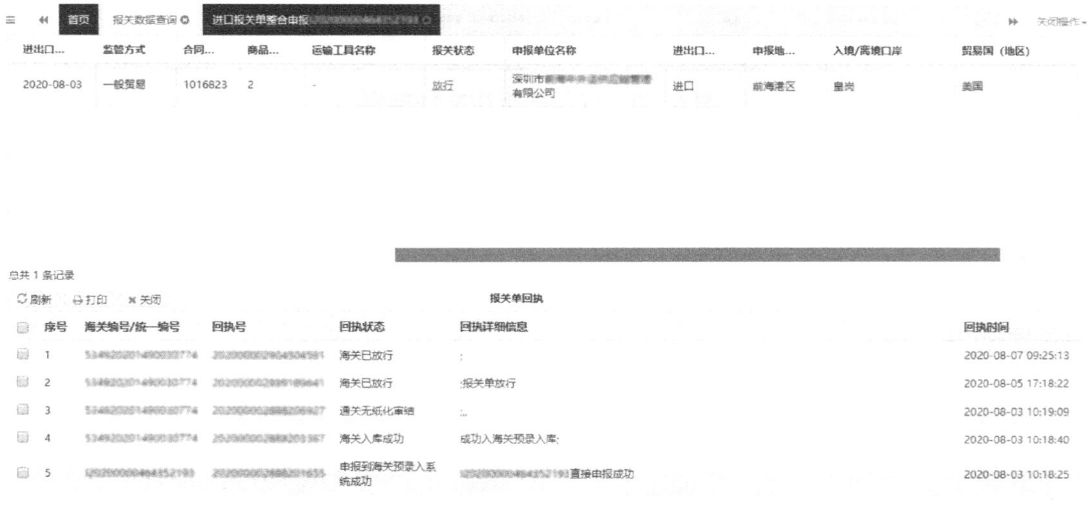

图 6-13　报关数据查询页面截图（三）

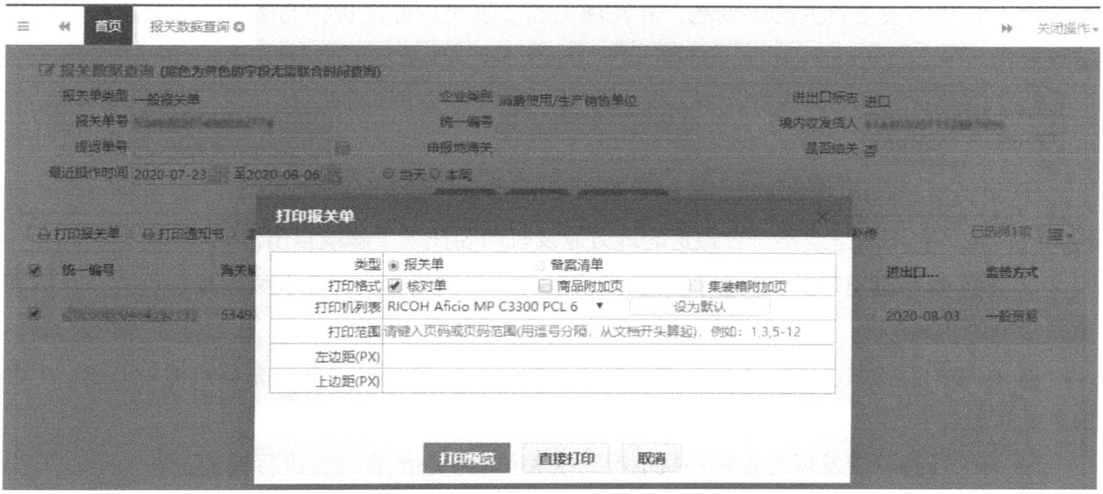

图 6-14 报关数据查询页面截图（四）

第十步，如果发现报关单有纰漏或者数据变更与错误，也可以在单一窗口页面中单击修改申请，在修改申请的条目下，寻找合适的项目单击进入进行修改。修改完毕后，先打印、审校再提交。

第十一步，若需要办理税费登记，请先返回到单一窗口主页面，然后找到"税费支付"模块，单击进入，依次按照填报、审核、保存、打印、复核、再提交的流程进行税务电子申报。

第二节 配合海关查验

海关查验是指海关根据《海关法》确定进出境货物的性质、价格、数量、原产地、货物状况等是否与报关单上已申报的内容相符，并对货物进行实际检查的行政执法行为。海关通过查验，核实有无伪报、瞒报、申报不实等走私、违规行为，同时也为海关的征税、统计、后续管理提供可靠的资料。海关查验时，进出口货物的收发货人应当到场。

一、海关查验的要求

海关查验的要求主要包括以下几点。

（1）货物的收发货人必须到场，并按海关的要求负责办理货物的搬移、拆装箱和重封包装等工作。

（2）海关认为必要时，应在货物保管人员在场的情况下径行开验、复验或者提取货样。

（3）海关查验时，报关员应注意做好以下工作。

① 报关员在向海关申报前，应对即将申报的进出口货物有一定的了解，对各种单证进行初步的审核，有不清楚或不符合规定的地方应及时向委托人了解或指出。

② 海关查验进出口货物时，报关员必须在场，并按照海关的要求负责搬移货物、开拆和重封货物的包装等。

③ 在海关查验时，随时答复海关查验人员提出的问题或提供海关需要的相关单证，配合海关的查验监管活动。

④ 海关在查验中发现的走私违规情况，报关员应积极配合海关进行调查。

⑤ 对要求海关派员到监管区域以外办理海关手续的，要事先向海关办理申请手续。

⑥ 海关在查验过程中对进出口货物造成损坏的，报关员应向负责查验的海关提出予以赔偿的要求，并办理有关手续。

二、海关查验中的各项业务

（一）查验地点和时间

进出口货物收货人在接到海关的查验通知后，应当向海关的查验部门办理确定查验的具体地点和具体时间的手续。

1. 查验地点

查验一般在海关监管区内进行。对进出口大宗散货、危险品、鲜活商品、落驳运输的货物，经货物收发货人申请，海关也可同意在装卸作业的现场进行查验。在特殊情况下，经货物收发货人申请，海关可派员到海关监管区以外的地方查验货物。

2. 查验时间

查验时间一般约定在海关正常工作时间内。但是在一些进出口业务繁忙的口岸，海关也可应进出口货物收发货人的请求，在海关正常工作时间以外安排查验作业。

（二）到场一起查验

海关查验货物时，进出口货物的收发货人应到查验现场会同海关查验人员一起查验。有关配合工作如下。

（1）负责搬移货物、开拆和重封货物的包装。

（2）了解和熟悉所申报货物的情况，回答查验关员的询问，提供海关查验货物时所需的单证或其他资料。

（3）协助海关提取需要做进一步检验、化验或鉴定的货样，收取海关出具的取样清单。

（三）交付海关规费

海关根据所在地的港口、车站、国际航空站、国界孔道和国际邮局交换站进出境货物、旅客行李、邮件以及运输工具的实际情况，规定监管区域，在监管区域内执行任务不收规费。

海关关员到海关监管区域以外办理清关手续、执行监管任务时，应由申请人向海关提出申请，并经海关同意。海关会按规定收取规费，申请人应提供往返交通工具和住宿并支付相关费用。

海关现有收费项目的收费标准如下。

（1）进口商品退税（关）手续费、车辆超时占用验场费、货物行李物品保管费、知识产权保护备案费。

① 进口商品退税（关）手续费为 40 元／次。

② 车辆超时占用验场费为 16 元／（车·次）（2 ~ 5 小时，含 5 小时）、40 元／（车·次）（5 小时以上）。

③ 货物行李物品保管费 1 个月内为每日每件按其价值的 0.16% 收取，1 ~ 3 个月以内为每日每件按其价值的 0.32% 收取。

④ 知识产权保护备案费为每件 800 元。

（2）口岸管理费〔国务院及财政部、国家计委（现国家发展和改革委员会）准许的满洲里、绥芬河、二连、凭祥、东兴、畹町、瑞丽、河口和深圳 9 个陆路口岸〕，其中深圳陆路口岸建设管理费为 40 英尺集装箱车辆每辆每次 8 元（往返 16 元），其他车辆每辆每次 4 元（往返 8 元）；其他 8 个陆路口岸的口岸管理费或口岸过货管理费为 0.42 元／吨。

（四）确认查验结果

查验完毕后，海关实施查验的海关关员应当填写"海关进出境货物查验记录单"。配合海关查验的报关员应当注意阅读查验记录是否如实反映查验情况，尤其要注意以下情况的记录是否符合实际。

（1）开箱的具体情况。

（2）货物残损情况及造成残损的原因。

（3）提取货样的情况。

（4）查验结论。

查验记录经审阅准确清楚的，配合查验的报关员应签字确认。至此，配合海关查验工作结束。

海关在查验中如需要提取货样做进一步检验化验或鉴定的，应当向进出口货物的收发货人出具"取样清单"并履行相应手续。

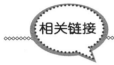

如何做好样品送检

取样工作主要由查验人员负责实施。收发货人在海关关员的监督下按照取样要求进行取样（对特殊样品应由相关专业技术人员提取样品）。海关认为必要时应在货物保管人在场的情况下径行提取货样。

取样时应同时提取两份平行样品，当场加封。海关关员应填写"中国海关进出境货物（物品）化验取样记录单"，包括取样方法、步骤、工具以及取样过程中出现某些现象等内容，并由收发货人在取样记录单上签字确认。

送检样品应能客观反映货物的整体状况，所以收发货人或海关关员应对不同包装、规格、品质的货物分别取样和包装。具体取样应按照固体、液体、纸张等不同种类商品的取样要求进行取样，具体要求如下。

（1）固体样品应在保证无污染及均匀取样的情况下，按照不少于100克的样品量进行取样。

（2）液体样品应在搅拌均匀的情况下取足够的样品送检。

（3）对于植物样品必须保证所取样品能充分代表这些植物的平均组成。

（4）对于纸张样品的取样应满足以下要求。

①纸张类样品请卷成桶状，切勿折叠送检。

②成卷的样品至少剪切2延米或保证2平方米。（延米，即延长米，计量单位应使用法定计量单位"米"，计量方式是被计量物的实际计价长度）

③成张的样品至少2张或保证2平方米。

（5）对于其他特殊样品的取样量及要求视具体情况由海关化验中心确定。送检样品应使用洁净容器或物料包装，并贴注标签，确保样品不受污染和安全运输。

海关送检的样品应及时由海关派专人或通过快递等方式送检；有特殊情况或应收发货人提出申请，也可以采用专用送检箱由收发货人送检。采用专用送检箱送检时，应加施海关封志，并在"化验申请单"上填写封志号码封于关封内，供海关化验中心核对。不便置于专用送检箱中的样品，应根据具体情况妥善施加封记。

收发货人应提供有关单证和技术资料（如产品说明书、生产工艺流程等），如果这些单证和技术资料涉及商业秘密，收发货人应事先申明，海关应对其保密。

三、查验货物的损坏赔偿申请

在查验过程中，如果因为海关关员的责任造成被查验货物损坏的，进口货物的收货人、出口货物的发货人可以要求海关赔偿。

（一）海关赔偿的范围

海关赔偿的范围仅限于在实施查验过程中，由于海关关员的责任造成被查验货物损坏的直接经济损失。直接经济损失的金额根据被损坏货物及其部件的受损程度确定，或者根据修理费确定。海关不予赔偿的情况如图 6-15 所示。

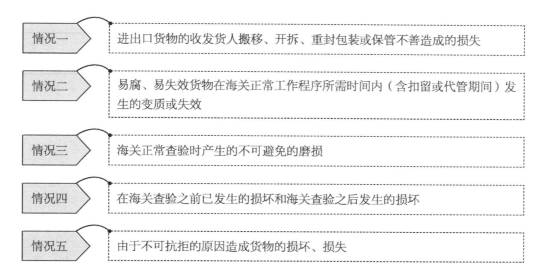

图 6-15 海关不予赔偿的情况

（二）申请海关赔偿的流程

1.认定被查货物损坏

当证实由于海关关员的责任造成被查货物损坏时，配合查验的报关员应当要求海关出具由海关查验关员和配合查验的报关员双方签字的《海关查验货物、物品损坏报告书》（见表6-5），它是海关赔偿的主要依据。

表6-5　海关查验货物、物品损坏报告书

中华人民共和国海关　　　　　　　　　　　　　　　　　　　　（　　）关字第　　号

货物、物品所有人（代理人）： 地址、电话： 货物名称： 数量： 单价： 发票号： 合同号： 申报进出境日期： 开验日期： 开验地点：
备注：

（正面）

损坏情况：   值班人：（签字） 货物（物品）所有人（代理人）（签印） 见证人（签印）　　　　　　　　　　　　　　　　　　　年　　月　　日

（反面）

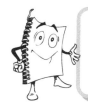

　　海关径行查验造成货物损坏的，在场的货物存放场所的保管人员或者其他见证人应当与海关查验关员共同在《海关查验货物、物品损坏报告书》上签字。

2. 领取赔偿

进出口货物的收发货人收到《海关查验货物、物品损坏报告书》后，可与海关协商确定货物受损程度。如有必要，可凭公证机构出具的鉴定证明来确定货物受损程度。

货物受损程度确定以后，以海关审查确定的完税价格为基数，确定实际的赔偿金额。如商定以修理费用来计算赔偿金额的，则按被损货物的实际修理费用确定赔偿金额。

进出口货物的收发货人对赔偿金额有异议时，可向法院起诉，由法院裁定或判决赔偿金额。

3. 赔偿时间

赔偿金额确定后，海关向进出口货物的收发货人发出《海关损坏货物、物品赔偿通知单》（见表6-6）。进出口货物的收发货人自收到通知单之日起3个月内据此向海关领取赔偿。逾期要求赔偿的，海关不予受理。

表 6-6　海关损坏货物、物品赔偿通知单

中华人民共和国海关

损坏货物、物品赔偿通知单

　　根据《中华人民共和国海关查验货物、物品造成损坏的赔偿办法》，对《中华人民共和国海关查验货物、物品损坏报告书》（　　　）关字第____号所列损坏货物、物品，决定予以_____（大写）元人民币赔偿。请于____年__月__日以前到我关领取赔偿，逾期海关不再赔偿。

中华人民共和国海关

____年__月__日

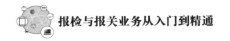

四、进口商品残损短缺的处理

在对进口货物报关查验时，经常会遇到商品进口时出现残损短缺的问题，解决方法主要有以下四种。

（一）检查单与单是否一致

进口货物时要注重单证的验收。如果发货方通知货物已经发运，但没有谈及单证问题，收货方则要提前提醒发货方及时交付有关单证。收到单证后，首先要对单证进行审核，查看其是否一致，不一致的情况如图6-16所示。

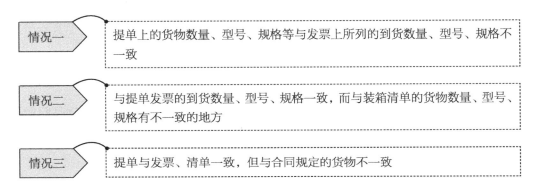

情况一　提单上的货物数量、型号、规格等与发票上所列的到货数量、型号、规格不一致

情况二　与提单发票的到货数量、型号、规格一致，而与装箱清单的货物数量、型号、规格有不一致的地方

情况三　提单与发票、清单一致，但与合同规定的货物不一致

图6-16　检查单与单不一致的情况

如果出现以上情况，收货人要及时做好记录，并对货物进行核对后，马上与发货人联系，以便为进一步交涉做好准备。

（二）检查货单是否一致

对进口货物的有关单证审核后，还要检查货单是否一致。收货方除了报请海关、商检等有关单位及时检验外，还要注意以下几点。

（1）认真核对货物的包装、唛头、商品名称、目的港、包装规格、种类等是否符合合同要求。

（2）认真检查货物包装情况，看货物是否有不该倒置放而倒置放的现象。

（3）鉴别货物受损性质，如破碎、渗漏、水湿、锈蚀等。

（4）确定货物的损失程度。

（5）倘若发现货物与单证列明型号、规格、数量不符或残损短缺时，则要做好记录，及时报请商检机构检验后出证提赔。

（三）发现残损短缺

发现货物残损短缺时，要保留现场并及时报请海关、商检、港务理货、保险等有关单位人员查验，必要时还要拍照存档。同时，需要分清责任，具体如表6-7所示。

表6-7 残损短缺责任划分

序号	责任方	具体说明
1	保险公司（属投保范围的，如人为不可抗拒等因素致损的）	凭保单及商检证书向承保人或分保人或保险代理人提赔
2	承运人	（1）属配载不妥、积载不良、捆扎不牢和由于船舶不具适航条件、设备不良以及整件短缺短卸，要有港口理货公司与船方共同签订的残损或溢短证明 （2）陆运、空运、快递应由其部门做好残短签证，证明其残短情况 （3）获得证明后，按残损货物报验手续申报，由出入境检验检疫局出具商检证书，用于向承运人提出索赔 （4）如果是国外承运人，一定要出具商检证书提赔，并要附有译文。如果是国内承运人，可持商检证书协商解决
3	国外发货人或厂商	（1）发货前就存在问题，如以旧充新、以坏充好、或原有的短缺或错装错运等向外商提赔 （2）提单不是清洁提单，已有船方残短记录的，可持船长、大副的签字证明及商检出证向外商提赔 （3）由于包装不当造成残损的向外商提赔

（四）对外提赔

1. 提赔的做法

对于进口货物残损短缺的索赔，要本着"实事求是"的原则，分清残短原因、程度及责任，由出入境检验检疫局出具商检证书之后，便可持商检证书在索赔期内向外商或有关部门提赔，具体做法如下。

（1）在索赔期内，寄出商检证书、提赔意向书及进口货物提单、发票、船方签证等有关单证副本。一般来说，检验证书含一份正本及数份副本，一般要交给事故责任方一份副本，交给主管部门一份或两份副本，以备查。如果对方资信情况较差，正本暂不寄出，先寄出副本及提赔意向书等。

（2）索赔期快到时，要立刻通知外商或有关责任方延长索赔期。

2. 提赔内容

提赔内容具体如表6-8所示。

表6-8　提赔内容

序号	提赔类别	具体说明
1	退货或换货	货物不能使用，以退货或换货为佳，但未结案前货物不可动用。提赔时，应将运输费及商检费用估算在内
2	赔款	按残损、短缺的经济损失价值折算外汇，包括检验费，此类情况要保留残损货品（按贸易惯例，不合格时检验费一般由卖方负担，但应在合同上注明）
3	补偿残短部件及修整费用	按残短实际情况提出补偿，补偿后需修整的，则要同时计算工时费用

如果进口货物分拨几个单位的，则应及时与有关单位联系，共同提出索赔意见，这样才不会因意见不一致造成被动。

第三节　缴纳税费

税费计征是指海关根据国家的有关政策、法规对进出口货物征收关税及在进口环节征收税费。根据《海关法》和《进出口关税条例》的有关规定，进出口的货物除国家另有规定的以外，均应征收关税。关税由海关依照海关进出口税则征收。海关征收关税时，必须依法确定货物应缴纳税款的价格，即经海关依法审定的完税价格。

一、海关对进口货物价格申报的要求

（一）总体要求

海关在审定完税价格的过程中，为确保完税价格的真实性、完整性和准确性，会要求报关员填写《价格申报单》向海关进行价格申报。每一张《价格申报单》只能填写一种商品。

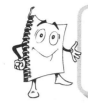

　　报关员应对《价格申报单》各项填报内容及所附单证的真实性和完整性承担法律责任，并愿意提供与海关估价有关的其他任何资料或单证，如有不实，海关按有关规定处理。

　　《价格申报单》应有进口货物的收货人授权填报人的签字；申报单位处应加盖申报人单位公章。

（二）一般性要求

　　进口货物申报时应注明品牌、成分、规格、型号、用途。

　　（1）进口旧机电设备要注明自估新旧程度、出厂年代、使用折合年限。

　　（2）进口化工类商品申报时要注明学名、俗名、用途。

　　（3）进口纺织服装类商品申报时要注明品牌、工艺、产地，是否含有外观设计。

　　（4）边角料注明尺寸规格、比例、用途。

　　（5）食品类注明包装、原产地。

　　（6）冻品类注明业内标准规格、原产地。

　　（7）仪器类注明品牌、型号、量化技术指标、用途等。

（三）具体申报项目

　　进口货物具体申报项目如表6-9所示。

表6-9　具体申报项目

序号	项目类别	具体说明
1	成交单位、生产厂商、签约日期	按照实际情况予以填写
2	成交情况	（1）买方与卖方的交易是否为一次性买断 （2）买方对进口货物的处置和使用是否受到某种限制 （3）买卖双方在交易中是否存在特殊的安排
3	买卖双方的关系	（1）买卖双方是否为同一家族成员 （2）买卖双方是否互为商业上的高级职员或董事

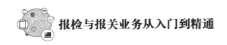

（续表）

序号	项目类别	具体说明
3	买卖双方的关系	（3）一方是否直接或间接地受另一方控制（如为另一方的母公司、子公司、分支机构或投资方等） （4）买卖双方是否同时直接或间接在行政管理或业务经营上领导同一第三方，或同时受第三方领导 （5）一方是否直接或间接地拥有、控制或持有对方 5% 及以上具有表决权的股票或股份 （6）一方是否是另一方的雇员、高级职员或董事 （7）买卖双方是否是同一合伙的成员
4	各种费用负担情况	费用名称，如卖方佣金，经纪费，容器和包装费，特许权使用费，对进口货物转售、处理或使用所得返回卖方部分，由买方提供用于进口货物生产和出口销售的物品或服务的费用，机器设备进口后的安装、调试、技术服务等费用，其金额及币制是否已包含在成交价格中
5	支付或结算方式	L/C、T/T、D/P 或 D/A，是否存在预付款和后付款 （1）在支付大栏中，预付价款是指在卖方交货前，买方向卖方或其指定的某一方预先支付的未包括在发票价格之中的款项 （2）后付价款是指在卖方交货后，买方需向卖方或其指定的某一方支付的，与进口货物有关且未包括在发票价格之中的款项 以上所提及的款项，均包括以实物形式或其他形式折算的款项
6	其他	其他需要说明的情况，填写在"其他"栏中

（四）补充申报要求

补充申报中还需要申报的项目如下。

（1）核实企业对于本申报单填报内容是否有保密要求。

（2）核实买方是否为取得货物的完全所有权向卖方支付相应的款项。

（3）核实特殊关系是否影响进口货物的成交价格。如果是，企业应说明进口货物的成交价格是否与同时或大约同时发生的下列任一价格相近。

① 向境内无特殊关系的买方出售的相同或类似货物的成交价格。

② 按照《关税条例》第二十一条第（四）款所确定的相同或类似货物的完税价格。

③ 按照《关税条例》第二十一条第（五）款所确定的相同或类似货物的完税价格。

如果是，企业应提供相关证明资料。

（4）核实买方处置或使用货物时是否受到限制。但要说明以下限制除外：国内法律、行政法规的限制；对货物转售地域的限制，或对货物价格无实质性影响的限制。如果是，企业应说明限制的内容。

（5）核实货物的价格是否受到使货物的成交价格无法确定的条件或因素的影响。如果是，企业应说明条件或因素的内容。如果影响货物成交价格的条件或因素可以客观量化数据表示，企业应申报说明。

（6）核实以下情况：是否存在与货物有关并作为卖方销售该货物的一项条件、应当由买方直接或间接支付的特许权使用费；卖方是否直接或间接获得因买方转售、处置或使用进口货物而产生的任何收益。如果是，核实对于上述费用或价值，企业是否能向海关提供客观量化的数据资料。

（7）上述可以客观量化的数据应当分别按照发票价格、未包括在发票金额中的费用和价值、单独列明的（已包括在发票金额中的）费用和价值等三种类型分别申报，列明具体的金额、币制，以及其他需要补充申报的内容等。

二、计算进出口税费

税费计算是稽征关税的重要环节。目前我国海关工作已现代化、科学化，接受申报、计征关税等工作都通过计算机网络来完成。

（一）税则归类申报

税则归类是指对应税的进出口商品，在税则中找出其相应的税目的方法。其是征税的重要环节。

1.归类申报的要求

根据《关税条例》的相关规定，纳税义务人应当依法如实向海关申报，并按照海关的规定提供进行商品归类所需的资料。具体来说，报关员在归类申报时应注意的事项如表6-10所示。

表6-10　归类申报的要求

序号	要求类别	具体说明
1	如实申报	如实申报是归类申报的最基本要求，纳税义务人及报关员如被发现有归类申报不实的情况，则应依法承担因此而引发的补税、行政处罚等各类相应的法律责任

（续表）

序号	要求类别	具体说明
2	提供归类所需的资料	商品归类是一项技术性很强的工作，因此申报的货物品名、规格、型号等必须能够满足归类的要求。报关员应向海关提供详细的归类所需货物的形态、性质、成分、加工程度、结构原理、功能、用途等技术指标和技术参数，尤其要提供以下资料 （1）农产品、未列名化工品等的成分和用途 （2）材料性商品的成分和加工方法、加工工艺 （3）机电仪产品的结构、原理和功能
3	补充申报	由于报关单本身可填写的申报内容有限，对一些较为复杂、需要较多资料说明才能够满足归类需要的商品，则需要通过补充申报的方式来确保归类申报的完整性和准确性
4	进出口货物的报验状态	海关对进出口货物的归类是按照货物报验时的状态予以确定的，因此进出口货物报验状态的确定十分重要。进出口货物的报验状态应根据以下几点确定 （1）进出口货物的收发货人向海关申报进出口时的实际状态称为报验状态，对于进出口货物的同一收货人使用同一运输工具同时运抵的货品，应同时申报，并视为同一天报验状态的货物，据此确定其归类 （2）申请减免税的进口货物，或将申请人向海关申请减免税时所提交的进口货物清单所列货物视为同一报验状态，并按据此确定的归类审核其减免税性质，但这些货品在实际进口时仍按上述第一条的规定确定归类 （3）加工贸易保税料件及成品经批准内销的，仍按原进口料件归类，但生产加工所产生的边角料应按内销时的状态确定归类；出口加工区、保税区内开展的加工贸易，其制成品或料件运往区外的，仍按现行规定执行

2. 商品预归类

进出口商品种类繁多、性质复杂，且商品变化日新月异，要将世界上所有商品浓缩在几百页的税目上，为数以万计的商品在几千条子目中找到最适当的税目，具有一定的难度。

预归类决定仅对该决定的申请人和做出决定的海关在其有效期内具有约束力，即报关员拿到预归类决定书后要在一定时间内申报，过期归类决定就会失效。商品预归类申请主要包括以下几步。

（1）报关员先向海关领取或从相关网站上下载《海关进出口商品预归类申请书》（以下简称《申请书》），填写后以书面形式提交进口地直属海关（一般为关税归类部门）受理，如

表 6-11 所示。

表 6-11　海关进出口商品预归类申请书

申请人：
企业代码：
通信地址：
联系电话：
商品名称（中、英文）：
其他名称：
商品详细描述（规格、型号、结构原理、性能指标、功能、用途、成分、加工方法、分析方法等）：
进出口计划（进出口日期、口岸、数量等）：
随附资料清单：
此前如就相同商品向海关申请预归类，请写明海关预归类决定书编码：

申请人（章） 　　年　月　日	海关（章）： 预归类申请编号： 接受日期：　　年　月　日 签收人：

注：本申请书一式两份，申请人和海关各一份；本表加盖申请人和海关印章方为有效。

（2）《申请书》一式两份，申请人和做决定的海关各执一份。《申请书》应准确填写下列内容。

① 申请人名称、地址、在海关注册的企业代码、联系人姓名及电话等。

② 申请预归类商品的中英文名称（其他名称）。

③ 申请预归类商品的详细描述，包括商品的规格、型号、结构原理、性能指标、功能、用途、成分、加工方法、分析方法等。

④ 预计进出口日期及进出口口岸。

⑤《申请书》必须加盖申请单位印章。

（3）报关员应按海关要求提供足以说明申报情况的资料，包括进出口合同复印件、照片、说明书、分析报告、平面图等，必要时应提供商品样品，同时还应提供证明报关员是在海关注册的进出口货物的经营单位或其代理人相关材料（海关备案复印件）。申请所附文件如为外文，申请人应同时提供外文原件及中文译文。所提供资料与申请书必须加盖骑缝章。

（二）进口货物原产地确定

原产地规则是指确定进出口产品生产或制造国家（或地区）的标准与方法。其目的是为进口国（地区）对来自不同国家或地区的产品赋予不同税惠提供依据。

1. 原产地证的报关要求

原产地证的报关要求如表 6-12 所示。

表 6-12　原产地证的报关要求

序号	类别	具体说明
1	进口货物报关	（1）对于报关员来说，在办理进口货物的海关申报手续时，应当依照《中华人民共和国进出口货物原产地条例》规定的原产地确定标准如实申报进口货物的原产地；同一批货物原产地不同的，应当分别申报原产地 （2）如果货物还没有运达国内口岸，为了节省报送时间和手续，报关员也可以申请对将要进口的货物进行预先确定原产地的行政裁定，这样在货物进口后的通关环节中就可以直接填写确定的原产地了
2	出口货物报关	对于报关员申报货物出口业务时，有时进口商会要求出口方提供原产地证明。这时，出口货物发货人可以向国家质量监督检验检疫总局所属的各地出入境检验检疫机构、中国国际贸易促进委员会及其地方分会申请领取出口货物原产地证书

2. 原产地的预先确定

《中华人民共和国进出口货物原产地条例》（以下简称《进出口货物原产地条例》）规定，进口货物在进口前，进口货物的收货人或者与进口货物直接相关的其他当事人，在有正当理由的情况下，可以书面申请海关对将要进口货物的原产地做出预确定决定；申请人应当按照规定向海关提供做出原产地预确定决定所需的资料。

海关应当在收到原产地预确定书面申请及全部必要资料之日起150日内，依照《进出口货物原产地条例》的规定，对该进口货物做出原产地预确定决定，并对外公布。已做出原产地预确定决定的货物，自预确定决定做出之日起3年内实际进口时，经海关审核其实际进口的货物与预确定决定所述货物相符，且条例规定的原产地确定标准未发生变化的，海关不再重新确定该进口货物的原产地；经海关审核其实际进口的货物与预确定决定所述货物不相符的，海关应当按照本条例的规定重新审核确定该进口货物的原产地。

按照以上规定，报关员可以在货物进出口之前就对货物进行原产地的预先确定，这对于一些生产情况比较复杂的商品十分有用，可以避免冗长的确定程序，确保通关的快速顺畅。

报关员在申请进行货物原产地预先确定时，需要准备以下资料。

（1）进口货物的商品名称、规格、型号、归类、产品的说明书。

（2）出口国家或地区货物原产地确定机构签发的原产地证书或其他认定证明资料。

（3）进口货物所使用磁材料的品种、规格、型号、价格、产地等情况的资料。

（4）进口货物的生产加工工序、流程、加工地点和加工增值情况的资料。

（5）进口货物的交易情况及进口货物的合同、报价单、发票等。

海关接受预确定申请后，会在60日内根据申请人提供的资料对进口货物的原产地提出初步审核意见，草拟决定书草稿，经海关总署审核通过后，报关员就可以领取预确定原产地证明了。

（三）税率的确定

海关根据进出口货物的税则号列、完税价格、原产地、适用的税率和汇率计征税款。税率确定方面也有很多要注意的地方。

（1）一般进出口货物，适用海关接受该货物申报进口或者出口之日实施的税率。

（2）企业实行集中申报的进出口货物，经海关批准后，可适用每次货物进出口时海关接受该货物申报之日实施的税率。

（3）因超过规定期限未申报而由海关依法变卖的进口货物，其税款计征应当适用装载该货物的运输工具申报进境之日实施的税率。

（4）已申报进境并放行的保税货物、减免税货物、租赁货物或者已申报进出境并放行的暂时进出境货物，有相关情形之一需缴纳税款的，应当适用海关接受纳税义务人再次填写报关单申报办理纳税及有关手续之日实施的税率。相关情形如图6-17所示。

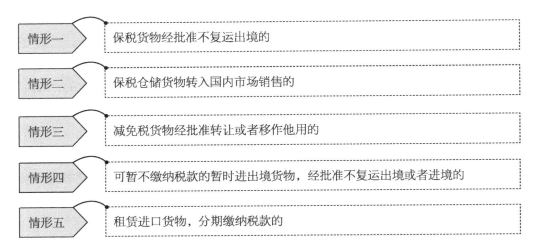

图 6-17　再次填写报关单申报办理纳税及有关手续之日实施的税率情形

（四）关税的计算

应税货物的税则归类以后，报关员即可根据应税货物的完税价格和适用税率计算进出口货物应纳的关税税款。

1. 进口关税的计算

（1）从价关税。从价关税是以进口货物的完税价格作为计税依据，以应征税额占货物完税价格的百分比作为税率，货物进口时，以此税率和实际完税价格相乘计算应征税额。

从价关税的计算公式为：

$$应纳关税＝进出口货物完税价格×适用税率$$

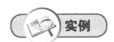 实例

国内某公司从德国进口梅赛德斯－奔驰豪华小轿车 1 辆，成交价格为 CIF 天津新港 25 000 美元。已知汽车的规格为 5 座位，汽缸容量为 3 000 毫升，假设当时的外汇折算率为 1 美元＝人民币 6.13 元，试计算应征进口关税。

计算步骤：

（1）确定税则归类，汽缸容量为 3 000 毫升的小轿车归入税目税号 8703.2361

（2）原产国德国适用最惠国税率 25%

（3）审定完税价格为 25 000 美元

（4）将外币价格折算成人民币为 25 000×6.13＝153 250.00（元）

（5）应征进口关税税额＝完税价格×法定进口关税税率

$$＝153\ 250.00×25\%$$

$$＝38\ 312.50（元）$$

（2）从量关税。从量关税是以进口商品的数量、体积、重量等计量单位计征关税的方法。计税时以货物的计量单位乘以每单位应纳税金额，即可得出该货物的关税税额。从量关税的计算公式为：

$$进口关税税额＝商品进口数量×从量关税税额$$

（3）复合关税。复合关税是指在海关税则中，一个税目中的商品同时使用从价、从量两种标准计税，并按两种标准合并计征的一种关税。

复合关税的计算公式为：

$$应纳关税＝从价关税+从量关税$$

$$＝完税价格×关税税率+货物数量×单位税额$$

2. 出口关税的计算

（1）实行从价计征标准的出口关税的计算。

① 计算公式。

$$应征出口关税税额＝完税价格×法定出口关税税率$$

② 计算方法。将应税货物归入恰当的税目税号→确定应税货物所适用的税率→确定货物的 FOB 价格→将外币折算成人民币→计算应征税款。

（2）实行从量计征标准的出口关税的计算。

① 计算公式。

$$应征出口关税税额＝货品数量×单位税额$$

② 计算方法。将应税货物归入恰当的税目税号→确定应税货物所适用的单位税额→确定实际出口量→计算应征税款。

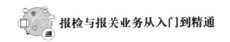

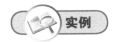

> 国内某公司向韩国出口 5 000 件棉制针织男衬衫，成交价格合计为 CIF 釜山 50 000.00 美元，计算应征出口关税。
>
> 计算步骤：
>
> （1）确定税则归类，棉制针织男衬衫归入税目税号 6105.1000
>
> （2）棉制针织男衬衫所适用的单位税额为 0.2 元／件
>
> （3）确定实际出口量为 5 000 件
>
> （4）应征出口关税税额＝货物数量 × 单位税额
> $$= 5\ 000 \times 0.2$$
> $$= 1\ 000.00（元）$$

三、缴纳关税

企业需缴纳的税款可以通过银行网上支付功能自动转账。电子支付系统是由海关业务系统、中国电子口岸系统、银行业务系统和第三方支付系统等四部分组成的进出口环节税费缴纳的信息化系统。通过电子支付系统，进出口企业可以及时缴纳进出口关税、反倾销税、反补贴税、进口环节代征税、缓税利息、滞纳金、保证金和滞报金等绝大多数海关的税费。报关员需要及时跟进并通知财务人员，由其负责缴纳关税。

第四节　办结海关手续

海关放行是海关对进出境货物实施现场监管的最后一个工作环节，是指海关对进出境货物，在审单、查验并办理征收税费或担保以后，做出结束海关进出境现场监管决定，允许进出口货物离开海关监管现场的行为。进出口货物收货人在获得放行通知后应立即办结海关手续。

一、海关放行的形式

（一）签盖海关放行章

海关进出境现场放行一般由海关在进口货物提货凭证或者出口货物装货凭证上签盖"海关放行章"。进出口货物的收发货人或其代理人签收进口提货凭证或者出口装货凭证，凭以提取进口货物或将出口货物装运到运输工具上离境。

（二）计算机发送"海关放行"报文

实行"无纸通关"申报方式的海关，在做出现场放行决定时，一般通过计算机系统将"海关放行"报文发送给进出口货物的收发货人或其代理人和海关监管货物保管人。进出口货物的收发货人自行打印海关通知放行的凭证，凭以提取进口货物或将出口货物装运到运输工具上离境。

二、海关放行的两种情况

海关进出境现场放行有两种情况，具体如表6-13所示。

表6-13　海关放行的两种情况

序号	情况类别	具体说明
1	货物已经结关	对于一般进出口货物，放行时进出口货物的收发货人或其代理人已经办理了所有海关手续，因此海关进出境现场放行即等于结关
2	货物尚未结关	对于保税货物、特定减免税货物、暂准进出境货物、部分其他进出境货物，放行时进出境货物的收发货人或其代理人并未全部办完所有的海关手续，海关在一定期限内还需进行后续管理，所以该类货物的海关进出境现场放行不等于结关

三、进口货物收货人的业务

（一）提取货物

进口货物的收货人或其代理人提取货物的操作步骤如表6-14所示。

表 6-14 提取货物的操作步骤

序号	步骤名称	具体说明
1	领取放行证明	进口货物的收货人在依法办理了进口货物的申报、陪同查验和缴纳税费（或办理担保）等手续，获得海关放行后，就可以向海关领取签盖海关"放行章"的进口货物提货单或运单或特制的放行条
2	提取货物	（1）进口货物的收货人凭上述海关签章的单证之一，到货物进境地的港区、机场、车站或其他地点的海关监管仓库或监管区提取进口货物 （2）一般进口货物海关手续至此办结，不再受海关监管 （3）需要后续管理的货物，包括保税货物、特定减免税货物和暂准（时）进口货物，应继续接受海关监管，直到办结海关手续为止
3	申请签发进口货物证明书	（1）对进口汽车、摩托车等，报关员应当向海关申请签发进口货物证明书，进口货物收货人凭以向国家交通管理部门办理汽车、摩托车的牌照申领手续 （2）海关放行汽车、摩托车后，向报关员签发进口货物证明书。同时，将进口货物证明书上的内容通过计算机发送给海关部署，再传输给国家交通管理部门
4	申请签发进口付汇证明	（1）对属于付汇的进口货物，报关员在取得海关放行后，可以要求海关出具一份盖有海关"验讫章"的"进口货物报关单（付汇证明联）"，专门用于办理进口付汇核销手续 （2）经海关审核，对符合条件的，即在"进口货物报关单（收汇证明联）"上签名，加盖海关"验讫章"，作为进口付汇证明联签发给报关员。同时，通过海关电子通关系统向银行和国家外汇管理部门发送证明联电子数据

（二）办理直接退运

直接退运是指进口货物所有人在有关货物进境后、海关放行前，由于各种原因依法向海关请求不提取货物而直接将货物全部退运境外的行为。

1. 准予直接退运与不准直接退运的货物范围

准予直接退运与不准直接退运的货物范围如表 6-15 所示。

表 6-15 准予直接退运与不准直接退运的货物范围

序号	类别	具体说明
1	准予直接退运的货物范围	（1）按国家规定责令直接退运的货物 （2）合同执行期间国家贸易管制政策调整，收货人无法补办有关审批手续，并能提供有关证明的

（续表）

序号	类别	具体说明
1	准予直接退运的货物范围	（3）收货人因故不能支付进口税费，或收货人未按时支付货款致使货物所有权已发生转移，并能提供发货人同意退运的书面证明的 （4）属错发、误卸货物，并能提供承运部门书面证明的 （5）发生贸易纠纷，尚未向海关申报，能提供法院判决书、贸易仲裁部门仲裁决定书或无争议的货权凭证的
2	不准直接退运的货物范围	（1）凡属于无许可证件到货的（按国家规定责令直接退运的除外） （2）经海关审单、查验，发现有走私违规嫌疑的 （3）超过规定时限又没有特殊批准的 （4）因其他原因海关认为不能直接退运的

2. 办理直接退运手续时限

（1）属于应领取许可证件的进口货物办理直接退运手续，应当在运输工具申报进境之日起 14 日内提出书面申请。

（2）因错发、错运，请求直接退运的，应当在向海关正式申报前或者在海关确定查验前提出书面申请，如已向海关申报或海关已决定查验，应当在海关查验并确认为错发、错运后提出书面申请。

（3）其他需要办理直接退运手续的货物，一般应在运载该批货物的运输工具申报进境之日起或自运输工具卸货之日起 3 个月内提出书面申请。

3. 直接退运的程序

（1）进口货物的所有人在规定的时限内向货物进境地海关书面提出直接退运申请。

（2）经海关审批同意直接退运的货物，如果尚未向海关申报进口，且退运在同一口岸办理的，凭海关出具的一式两份审批单，同时向现场海关申报出口和申报进口时，贸易方式都填"直接退运"。

（3）经海关审批同意直接退运的货物，如果尚未向海关申报进口，且退运不在同一口岸办理的，凭海关出具的一式两份审批单先向出境地海关申报出口时，再凭出境地海关的关封到进境地海关申报进口，贸易方式都填"直接退运"。

（4）经海关审批同意直接退运的货物，如果已申报未放行的，在办理"直接退运"的出口申报后，向进境地海关申请撤销进口申报的电子数据，再重新办理"直接退运"的进口申报。

（5）经海关审批同意直接退运的货物，在办理直接退运的出口和进口申报时，不需要查验进出口许可证件，也无须缴纳税费及滞报金。

四、出口货物发货人的业务

（一）装运货物

出口货物允许放行后，出口货物发货人要做好货物装运，具体操作步骤如表6-16所示。

表6-16　装运货物操作步骤

序号	步骤名称	具体说明
1	获得放行证明	出口货物的发货人在依法办理申报、陪同查验、缴纳税费等手续，并获得海关放行后，便可以向海关领取签盖海关"放行章"的出口货物装货单、运单或特制的放行条
2	装运货物	出口货物的发货人凭海关签章的上述单证之一，到货物出境地的港区、机场、车站、其他地点的海关监管仓库或监管区提取出口货物，并将其装上运输工具出运
3	申请签发出口货物证明书	出口货物的发货人在取得海关放行、办结海关手续并装运货物后，为了证明出口货物的合法性和有关手续的完备性，可以要求海关出具《出口货物证明书》
4	申领签发出口收汇证明	（1）对需要在银行或国家外汇管理部门办理出口收汇核销的出口货物，报关员应当向海关申请签发出口货物报关单（收汇证明联） （2）经海关审核，对符合条件的，即在"出口货物报关单（收汇证明联）"上签名，并加盖海关"验讫章"，作为进口付汇证明联签发给报关员。同时，通过海关电子通关系统向银行和国家外汇管理部门发送证明联电子数据
5	申请在出口收汇核销单上签字	（1）对属于出口收汇的货物，报关员还应当在申报时向海关提交由国家外汇管理部门核发的"出口收汇核销单" （2）海关放行后，由海关关员在"出口收汇核销单"上签字，加盖海关单证章 （3）出口货物发货人凭"出口货物报关单（收汇证明联）"和"出口收汇核销单"，办理出口收汇核销手续

（续表）

序号	步骤名称	具体说明
6	申请签发出口退税专用报关单	对需要出口退税的货物，出口货物的发货人在向海关申报时，需增附一份浅黄色的"出口货物报关单（出口退税证明联）"。办结海关手续或装运货物后，向海关领取这份加盖有海关"验讫章"和海关审核出口退税负责人印章的报关单，凭此向税务机关申请退税

（二）办理出口退关手续

退关货物是指经海关查验放行后，因故未能装上运输工具而不再出口的出口货物。对于退关货物，发货人应在3日内向海关办理退关手续。发货人应先到外汇管理局办理出口收汇核销单注销手续，然后持外汇管理局证明和原海关出具的专为出口收汇核销用的报关单，以及"出口货物报关单更改申请"，向海关办理退关手续。

1. 不再出口的退关手续

出口退关是指出口货物的发货人在向海关申报出口被海关放行后，因故未能装上出境运输工具，请求将货物退运出海关监管区不再出口的行为。

出口货物的发货人应当在得知出口货物未装上运输工具并决定不再出口之日起的3日内向海关申请退关，经海关批准且撤销出口申报后方能将货物运出海关监管场所。

对于已缴纳出口税的退关货物，发货人可以在缴纳税款之日起1年内提出书面申请，连同纳税收据和其他单证，向海关申请退税。

2. 部分不出口的退关手续

对海关接受申报并予以放行的货物，因运输工具配载等原因，全部货物或部分货物未能装上运输工具，但出口货物的发货人仍决定要出口的，应向海关递交"出口货物报关单更改申请"。

经海关批准后，对全部未出口的货物，按出口退关处理，确定运输工具后，重新办理出口报关手续；对部分货物未装运的，原申报出口的货物作全部退关处理，已装运的货物补办报关手续，尚未装运的货物，在确定运输工具后重新办理报关手续。

第五节　进出口货物报关单的填制

一、报关单填制的一般要求

进出口货物的收发货人或代理人向海关申报时，必须填写并向海关递交进口或出口货物报关单。申报人在填制报关单时，必须做到真实、准确、齐全、清楚，具体要求如图 6-18所示。

要求一　如实申报

报关员必须按照《海关法》和《中华人民共和国海关进出口货物申报管理规定》及填制规范的有关规定和要求，向海关如实申报

要求二　真实填报

报关单的填写必须真实，要做到两个相符：一是单证相符，即报关单与合同、批文、发票、装箱单等相符；二是单货相符，即报关单中所报内容与实际进出口货物情况相符。特别是货物的品名、规格、数量、价格等内容必须真实，不得出现差错，更不能伪报、瞒报及虚报

要求三　报关单中填报的项目要准确、齐全、完整、清楚

报关单所列各栏要逐项详细填写，确保内容无误；尽可能在电子版上填报，如书面填报，要确保字迹清楚、整洁、端正，不可用铅笔（或红色复写纸）填报；填报项目若有更改，必须在更改项目上加盖校对章

要求四　八不同须分别填报

不同批文或合同的货物、同一批货物中不同贸易方式的货物、不同备案号的货物、不同提运单的货物、不同征免性质的货物、不同运输方式的货物、相同运输方式但不同航次的货物、不同原产地证书项下的货物，均应分别填写报关单

图 6-18　报关单填制的一般要求

要求五 正当理由更正

向海关申报的进出口货物报关单，事后由于各种原因，出现原来填报的内容与实际进出口货物不相一致，需立即向海关办理更正手续，填写报关单更正单，对原来填报项目的内容进行更改，更改内容必须清楚，一般情况下，错什么，改什么；但是，如果更改的内容涉及货物件数的变化，则除应对货物的件数进行更改外，与件数有关的项目，如货物的数量、重量、金额等也应做相应的更改；如一张报关单上有两种以上的不同货物，更正单上应具体列明是哪些货物做了更改

图 6-18 报关单填制的一般要求（续）

二、报关单各栏目填制规范

（一）预录入编号

预录入编号是指预录入报关单的编号。一份报关单对应一个预录入编号，由系统自动生成。

报关单预录入编号为 18 位，其中第 1 ～ 4 位为接受申报海关的代码（海关规定的《关区代码表》中相应海关代码），第 5 ～ 8 位为录入时的公历年份，第 9 位为进出口标志（"1"为进口，"0"为出口；集中申报清单"I"为进口，"E"为出口），后 9 位为顺序编号。

（二）海关编号

海关编号是指海关接受申报时给予报关单的编号。一份报关单对应一个海关编号，由系统自动生成。

报关单海关编号为 18 位，其中第 1 ～ 4 位为接受申报海关的代码（海关规定的《关区代码表》中相应海关代码），第 5 ～ 8 位为海关接受申报的公历年份，第 9 位为进出口标志（"1"为进口，"0"为出口；集中申报清单"I"为进口，"E"为出口），后 9 位为顺序编号。

（三）境内收发货人

1. 基本要求

境内收发货人栏要填报在海关备案的对外签订并执行进出口贸易合同的中国境内法人、其他组织名称及编码。编码即填报法人和其他组织统一社会信用代码（18 位），没有统一社会信用代码的，填报其在海关的备案编码。

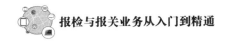

2. 特殊情况

特殊情况下境内收发货人栏的填报要求如下。

（1）进出口货物合同的签订者和执行者非同一企业的，填报执行合同的企业。

（2）外商投资企业委托进出口企业进口投资设备、物品的，填报外商投资企业，并在标记唛码及备注栏注明"委托某进出口企业进口"，同时注明被委托企业的法人和其他组织统一社会信用代码（18位）。

（3）有代理报关资格的报关企业代理其他进出口企业办理进出口报关手续时，需填报委托的进出口企业。

（4）海关特殊监管区域收发货人填报该货物的实际经营单位或海关特殊监管区域内经营企业。

（四）进出境关别

1. 基本要求

根据货物实际进出境的口岸海关，进出境关别栏要填报海关规定的《关区代码表》中相应口岸海关的名称及代码。

2. 特殊情况

特殊情况下进出境关别栏的填报要求如下。

（1）进口转关运输货物要填报货物进境地海关名称及代码，出口转关运输货物要填报货物出境地海关名称及代码。按转关运输方式监管的跨关区深加工结转货物，在出口报关单中应填报转出地海关名称及代码，在进口报关单中应填报转入地海关名称及代码。

（2）在不同海关特殊监管区域或保税监管场所之间调拨、转让的货物，应填报对方海关特殊监管区域或保税监管场所所在的海关名称及代码。

（3）其他无实际进出境的货物，要填报接受申报的海关名称及代码。

（五）进出口日期

进口日期是指运载进口货物的运输工具申报进境的日期。出口日期是指运载出口货物的运输工具办结出境手续的日期。出口日期在申报时一般免予填报。无实际进出境的货物，应填报海关接受申报的日期。

进出口日期为8位数字，顺序为年（4位）、月（2位）、日（2位），如20190807。

（六）申报日期

申报日期是指海关接受进出口货物收发货人、受委托的报关企业申报数据的日期。以电子数据报关单方式申报的，申报日期为海关计算机系统接受申报数据时记录的日期。以纸质报关单方式申报的，申报日期为海关接受纸质报关单并对报关单进行登记处理的日期。

本栏目在申报时免予填报。

申报日期为 8 位数字，顺序为年（4 位）、月（2 位）、日（2 位），如 20190807。

（七）备案号

1. 项目类型

该申报项目为选填项。

该项目数据类型为 12 位字符型。

2. 录入要求

填报进出口货物收发货人、消费使用单位、生产销售单位在海关办理加工贸易合同备案或征、减、免税审核确认等手续时，要录入海关核发的《加工贸易手册》、海关特殊监管区域和保税监管场所保税账册、《征免税证明》或其他备案审批文件的编号。

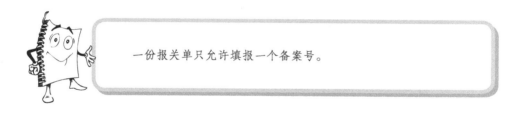

一份报关单只允许填报一个备案号。

备案号的具体填报要求如下。

（1）加工贸易项下货物，除少量低值辅料按规定不使用《加工贸易手册》及以后续补税监管方式办理内销征税的外，填报《加工贸易手册》编号。

使用异地直接报关分册和异地深加工结转出口分册在异地口岸报关的，填报分册号；本地直接报关分册和本地深加工结转分册限制在本地报关，填报总册号。

加工贸易成品凭《征免税证明》转为减免税进口货物的，在进口报关单中应填报《征免税证明》编号，在出口报关单中应填报《加工贸易手册》编号。

对加工贸易设备、使用账册管理的海关特殊监管区域内减免税设备之间的结转，转入和转出企业分别填制进出口报关单，在报关单"备案号"栏目填报《加工贸易手册》编号。

（2）涉及征、减、免税审核确认的报关单，填报《征免税证明》编号。

（3）减免税货物退运出口，填报《中华人民共和国海关进口减免税货物准予退运证明》的编号；减免税货物补税进口，填报《减免税货物补税通知书》的编号；减免税货物进口或结

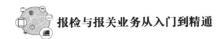

转进口（转入），填报《征免税证明》的编号；相应的结转出口（转出），填报《中华人民共和国海关进口减免税货物结转联系函》的编号。

3. 编码规则

备案号为12位字符，结构如表6-17所示。

表6-17　备案号编码规则

位数	代表意思
第1位	为备案或审批文件的标记： A　外商投资企业为生产内销产品进口料件 B　来料加工进出口货物 C　进料加工进出口货物 D　加工贸易不作价进口设备 E　加工贸易电子账册 F　加工贸易异地报关手册 G　加工贸易深加工结转异地报关手册 H　出口加工区电子账册 J　保税仓库记账式电子账册 K　保税仓库备案式电子账册 Q　汽车零部件电子账册 Y　原产地证书 Z　《征免税证明》
第2～5位	为核发《加工贸易手册》《征免税证明》等海关关区代码
第6位	为年份最后一位，出口加工区设备电子账册第6位为"D"
第7位	区分不同类型分别定义： （1）保税仓库电子账册（K、J）第7位为保税仓库类型代码 （2）《加工贸易手册》第7位为企业经济类别代码 （3）深加工结转分册第7位为"H"，用于出口加工区深加工结转分册 （4）《征免税证明》第7位为归档标志
第8～12位	顺序码

（八）境外收发货人

境外收发货人通常指签订并执行出口贸易合同中的买方或合同指定的收货人。境外发货人通常指签订并执行进口贸易合同中的卖方。

填报境外收发货人的名称及编码的要求：名称一般填报英文名称，检验检疫要求填报其他外文名称的，在英文名称后填报，以半角括号分隔；对于 AEO 互认国家（地区）企业的，编码填报 AEO 编码，填报样式按照海关总署发布的相关公告要求填报（如新加坡 AEO 企业填报样式为 SG123456789012，韩国 AEO 企业填报样式为 KR1234567，具体见相关公告要求）；非互认国家（地区）AEO 企业等其他情形，编码免于填报。

特殊情况下无境外收发货人的，名称及编码填报"NO"。

（九）运输方式

运输方式包括实际运输方式和海关规定的特殊运输方式，前者指货物实际进出境的运输方式，按进出境所使用的运输工具分类；后者指货物无实际进出境的运输方式，按货物在境内的流向分类。

根据货物实际进出境的运输方式或货物在境内流向的类别，申报人应按照海关规定的"运输方式代码表"选择填报相应的运输方式。

1. 特殊情况的填报

特殊情况下运输方式的填报要求如下。

（1）非邮件方式进出境的快递货物，按实际运输方式填报。

（2）进口转关运输货物，按载运货物抵达进境地的运输工具填报；出口转关运输货物，按载运货物驶离出境地的运输工具填报。

（3）不复运出（入）境而留在境内（外）销售的进出境展览品、留赠转卖物品等，填报"其他运输"（代码 9）。

（4）进出境旅客随身携带的货物，填报"旅客携带"（代码 L）。

（5）以固定设施（包括输油、输水管道和输电网等）运输货物的，填报"固定设施运输"（代码 G）。

2. 无实际进出境货物在境内流转时填报

无实际进出境货物在境内流转时的填报要求如下。

（1）境内非保税区运入保税区的货物和保税区退区货物，填报"非保税区"（代码 0）。

（2）保税区运往境内非保税区的货物，填报"保税区"（代码 7）。

（3）境内存入出口监管仓库和出口监管仓库退仓的货物，填报"监管仓库"（代码 1）。

（4）保税仓库转内销货物或转加工贸易货物，填报"保税仓库"（代码 8）。

（5）从境内保税物流中心外运入中心或从中心运往境内中心外的货物，填报"物流中心"

（代码 W）。

（6）从境内保税物流园区外运入园区或从园区内运往境内园区外的货物，填报"物流园区"（代码 X）。

（7）在保税港区、综合保税区与境内（区外）（非海关特殊监管区域、保税监管场所）之间进出的货物，填报"保税港区/综合保税区"（代码 Y）。

（8）在出口加工区、珠澳跨境工业区（珠海园区）、中哈霍尔果斯边境合作区（中方配套区）与境内（区外）（非海关特殊监管区域、保税监管场所）之间进出的货物，填报"出口加工区"（代码 Z）。

（9）境内运入深港西部通道港方口岸区的货物，填报"边境特殊海关作业区"（代码 H）。

（10）经横琴新区和平潭综合试验区（以下简称综合试验区）二线指定申报通道运往境内区外或从境内经二线指定申报通道进入综合试验区的货物，以及综合试验区内按选择性征收关税申报的货物，填报"综合试验区"（代码 T）。

（11）海关特殊监管区域内的流转、调拨货物，海关特殊监管区域、保税监管场所之间的流转货物，海关特殊监管区域与境内区外之间进出的货物，海关特殊监管区域外的加工贸易余料结转、深加工结转、内销货物，以及其他境内流转货物，填报"其他运输"（代码 9）。

（十）运输工具名称及航次号

填报载运货物进出境的运输工具名称或编号及航次号，要注意所填报的内容应与运输部门向海关申报的舱单（载货清单）所列相应内容一致。

1. 运输工具名称具体填报要求

（1）直接在进出境地或采用全国通关一体化通关模式办理报关手续的报关单填报要求如表 6-18 所示。

表 6-18 不同运输方式的报关单填报要求

序号	运输方式	填报要求
1	水路运输	填报船舶编号（来往港澳小型船舶为监管簿编号）或者船舶英文名称
2	公路运输	启用公路舱单前，填报该跨境运输车辆的国内行驶车牌号，深圳提前报关模式的报关单填报国内行驶车牌号＋"/"＋"提前报关"。启用公路舱单后，免予填报
3	铁路运输	填报车厢编号或交接单号
4	航空运输	填报航班号

（续表）

序号	运输方式	填报要求
5	邮件运输	填报邮政包裹单号
6	其他运输	填报具体运输方式名称，如管道、驮畜等

（2）转关运输货物的报关单填报要求如下。

① 进口货物运输方式的报关单填报要求如表6-19所示。

表6-19　填报要求

序号	运输方式	填报要求
1	水路运输	直转、提前报关填报"@"+16位转关申报单预录入号（或13位载货清单号）；中转填报进境英文船名
2	铁路运输	直转、提前报关填报"@"+16位转关申报单预录入号；中转填报车厢编号
3	航空运输	直转、提前报关填报"@"+16位转关申报单预录入号（或13位载货清单号）；中转填报"@"
4	邮件运输	—
5	公路及其他运输	填报"@"+16位转关申报单预录入号（或13位载货清单号）
6	以上各种运输方式使用广东地区载货清单转关的提前报关货物	填报"@"+13位载货清单号

② 出口货物运输方式的报关单填报要求如表6-20所示。

表6-20　填报要求

序号	运输方式	填报要求
1	水路运输	（1）非中转填报"@"+16位转关申报单预录入号（或13位载货清单号）；如多张报关单需要通过一张转关单转关的，运输工具名称字段填报"@" （2）中转货物，境内水路运输填报驳船船名；境内铁路运输填报车名(主管海关4位关区代码+"TRAIN")；境内公路运输填报车名(主管海关4位关区代码+"TRUCK")

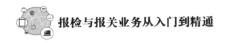

（续表）

序号	运输方式	填报要求
2	铁路运输	填报"@"+16位转关申报单预录入号（或13位载货清单号）；如多张报关单需要通过一张转关单转关的，填报"@"
3	航空运输	填报"@"+16位转关申报单预录入号（或13位载货清单号）；如多张报关单需要通过一张转关单转关的，填报"@"
4	其他运输	填报"@"+16位转关申报单预录入号（或13位载货清单号）
5	采用"集中申报"通关方式办理报关手续的	报关单填报"集中申报"

（3）无实际进出境的货物，免予填报。

2. 航次号具体填报要求

（1）直接在进出境地或采用全国通关一体化通关模式办理报关手续的报关单填报要求如表6-21所示。

表6-21　填报要求

序号	运输方式	填报要求
1	水路运输	填报船舶的航次号
2	公路运输	启用公路舱单前，填报运输车辆的8位进出境日期〔顺序为年（4位）、月（2位）、日（2位），下同〕。启用公路舱单后，填报货物运输批次号
3	铁路运输	填报列车的进出境日期
4	航空运输	免予填报
5	邮件运输	填报运输工具的进出境日期
6	其他运输	免予填报

（2）转关运输货物的报关单填报要求如下。

① 进口货物运输方式的报关单填报要求如表6-22所示。

表 6-22 填报要求

序号	运输方式	填报要求
1	水路运输	中转转关方式填报"@"+进境干线船舶航次，直转、提前报关免予填报
2	公路运输	免予填报
3	铁路运输	"@"+8位进境日期
4	航空运输	免予填报
5	其他运输	免予填报

②出口货物运输方式的报关单填报要求如表 6-23 所示。

表 6-23 填报要求

序号	运输方式	填报要求
1	水路运输	非中转货物免予填报。中转货物：境内水路运输填报驳船航次号；境内铁路、公路运输填报 6 位启运日期 [顺序为年（2 位）、月（2 位）、日（2 位）]
2	铁路拼车拼箱捆绑出口	免予填报
3	航空运输	免予填报
4	其他运输	免予填报

（3）无实际进出境的货物，免予填报。

（十一）提运单号

填报进出口货物提单或运单的编号时，一份报关单只允许填报一个提单或运单号，一票货物对应多个提单或运单时，应分单填报。

提运单号的具体填报要求如下。

（1）直接在进出境地或采用全国通关一体化通关模式办理报关手续的报关单填报要求如表 6-24 所示。

表 6-24 填报要求

序号	运输方式	填报要求
1	水路运输	填报进出口提单号；如有分提单的，填报进出口提单号 + "*" + 分提单号
2	公路运输	启用公路舱单前，免予填报；启用公路舱单后，填报进出口总运单号
3	铁路运输	填报运单号
4	航空运输	填报总运单号 + "−" + 分运单号，无分运单的填报总运单号
5	邮件运输	填报邮运包裹单号

（2）转关运输货物的报关单填报要求如下。

① 进口货物运输方式的报关单填报要求如表 6-25 所示。

表 6-25 填报要求

序号	运输方式	填报要求
1	水路运输	直转、中转填报提单号，提前报关免予填报
2	铁路运输	直转、中转填报铁路运单号，提前报关免予填报
3	航空运输	直转、中转货物填报总运单号 + "−" + 分运单号，提前报关免予填报
4	其他运输	免予填报
5	以上运输方式进境货物，在广东省内用公路运输转关的	填报车牌号

② 出口货物运输方式的报关单填报要求如表 6-26 所示。

表 6-26 填报要求

序号	运输方式	填报要求
1	水路运输	中转货物填报提单号；非中转货物免予填报；广东省内汽车运输提前报关的转关货物，填报承运车辆的车牌号
2	其他运输	免予填报。广东省内汽车运输提前报关的转关货物，填报承运车辆的车牌号

（3）采用"集中申报"通关方式办理报关手续的，报关单填报归并的集中申报清单的进出口起止日期〔按年（4位）月（2位）日（2位）至年（4位）月（2位）日（2位）〕。

（4）无实际进出境的货物，免予填报。

（十二）货物存放地点

填报货物进境后存放的场所或地点，包括海关监管作业场所、分拨仓库、定点加工厂、隔离检疫场所、企业自有仓库等。

（十三）消费使用单位／生产销售单位

（1）消费使用单位栏填报已知的进口货物在境内的最终消费、使用单位的名称，包括：

① 自行进口货物的单位；

② 委托进出口企业进口货物的单位。

（2）生产销售单位栏填报出口货物在境内的生产或销售单位的名称，包括：

① 自行出口货物的单位；

② 委托进出口企业出口货物的单位。

（3）减免税货物报关单的消费使用单位／生产销售单位应与《中华人民共和国海关进出口货物征免税证明》（以下简称《征免税证明》）的"减免税申请人"一致；保税监管场所与境外之间的进出境货物，消费使用单位／生产销售单位填报保税监管场所的名称（保税物流中心（B型）填报中心内企业名称）。

（4）海关特殊监管区域的消费使用单位／生产销售单位填报区域内经营企业（"加工单位"或"仓库"）。

（5）编码填报要求如下。

① 填报法人和其他组织统一社会信用代码（18位）。

② 无统一社会信用代码的，填报"NO"。

（6）进口货物在境内的最终消费或使用以及出口货物在境内的生产或销售的对象为自然人的，填报身份证号、护照号等有效证件号码及姓名。

（十四）监管方式

监管方式是以国际贸易中进出口货物的交易方式为基础，结合海关对进出口货物的征税、统计及监管条件综合设定的海关对进出口货物的管理方式。

1. 监管方式代码

监管方式代码由4位数字构成，前两位是按照海关监管要求和计算机管理需要划分的分类代码，后两位是参照国际标准编制的贸易方式代码。

申报人可根据实际对外贸易情况，按海关规定的"监管方式代码表"（见表6-27）选择填报相应的监管方式简称及代码。

表6-27　监管方式代码表

监管方式代码	监管方式简称	监管方式全称
0110	一般贸易	一般贸易
0130	易货贸易	易货贸易
0139	旅游购物商品	用于旅游者5万美元以下的出口小批量订货
0200	料件销毁	加工贸易料件、残次品（折料）销毁
0214	来料加工	来料加工装配贸易进口料件及加工出口货物
0245	来料料件内销	来料加工料件转内销
0255	来料深加工	来料深加工结转货物
0258	来料余料结转	来料加工余料结转
0265	来料料件复出	来料加工复运出境的原进口料件
0300	来料料件退换	来料加工料件退换
0314	加工专用油	国有贸易企业代理来料加工企业进口柴油
0320	不作价设备	加工贸易外商提供的不作价进口设备
0345	来料成品减免	来料加工成品凭征免税证明转减免税
0400	边角料销毁	加工贸易边角料、副产品（按状态）销毁
0420	加工贸易设备	加工贸易项下外商提供的进口设备
0444	保区进料成品	按成品征税的保税区进料加工成品转内销货物
0445	保区来料成品	按成品征税的保税区来料加工成品转内销货物
0446	加工设备内销	加工贸易免税进口设备转内销
0456	加工设备结转	加工贸易免税进口设备结转
0466	加工设备退运	加工贸易免税进口设备退运出境
0500	减免设备结转	用于监管年限内减免税设备的结转
0513	补偿贸易	补偿贸易
0544	保区进料料件	按料件征税的保税区进料加工成品转内销货物
0545	保区来料料件	按料件征税的保税区来料加工成品转内销货物

（续表）

监管方式代码	监管方式简称	监管方式全称
0615	进料对口	进料加工（对口合同）
0642	进料以产顶进	进料加工成品以产顶进
0644	进料料件内销	进料加工料件转内销
0654	进料深加工	进料深加工结转货物
0657	进料余料结转	进料加工余料结转
0664	进料料件复出	进料加工复运出境的原进口料件
0700	进料料件退换	进料加工料件退换
0715	进料非对口	进料加工（非对口合同）
0744	进料成品减免	进料加工成品凭征免税证明转减免税
0815	低值辅料	低值辅料
0844	进料边角料内销	进料加工项下边角料转内销
0845	来料边角料内销	来料加工项下边角料内销
0864	进料边角料复出	进料加工项下边角料复出口
0865	来料边角料复出	来料加工项下边角料复出口
1039	市场采购	市场采购
1139	国轮油物料	中国籍运输工具境内添加的保税油料、物料
1200	保税间货物	海关保税场所及保税区域之间往来的货物
1210	保税电商	保税跨境贸易电子商务
1215	保税工厂	保税工厂
1233	保税仓库货物	保税仓库进出境货物
1234	保税区仓储转口	保税区进出境仓储转口货物
1239	保税电商 A	保税跨境贸易电子商务 A
1300	修理物品	进出境修理物品
1371	保税维修	保税维修
1427	出料加工	出料加工
1500	租赁不满 1 年	租期不满 1 年的租赁贸易货物
1523	租赁贸易	租期在 1 年及以上的租赁贸易货物
1616	寄售代销	寄售、代销贸易

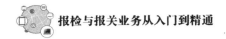

（续表）

监管方式代码	监管方式简称	监管方式全称
1741	免税品	免税品
1831	外汇商品	免税外汇商品
2025	合资合作设备	合资合作企业作为投资进口设备物品
2210	对外投资	对外投资
2225	外资设备物品	外资企业作为投资进口的设备物品
2439	常驻机构公用	外国常驻机构进口办公用品
2600	暂时进出货物	暂时进出口货物
2700	展览品	进出境展览品
2939	陈列样品	驻华商业机构不复运出口的进口陈列样品
3010	货样广告品	进出口的货样广告品
3100	无代价抵偿	无代价抵偿进出口货物
3239	零售电商	跨境电子商务零售
3339	其他进出口免费	其他进出口免费提供货物
3410	承包工程进口	对外承包工程进口物资
3422	对外承包出口	对外承包工程出口物资
3511	援助物资	国家和国际组织无偿援助物资
3611	无偿军援	无偿军援
3612	捐赠物资	进出口捐赠物资
3910	军事装备	军事装备
4019	边境小额	边境小额贸易（边民互市贸易除外）
4039	对台小额	对台小额贸易
4139	对台小额商品交易市场	进入对台小额商品交易专用市场的货物
4200	驻外机构运回	我驻外机构运回国的公用物品
4239	驻外机构购进	我驻外机构境外购买运回国的公用物品
4400	来料成品退换	来料加工成品退换
4500	直接退运	直接退运
4539	进口溢误卸	进口溢卸、误卸货物
4561	退运货物	因质量不符、延误交货等原因退运进出境货物

（续表）

监管方式代码	监管方式简称	监管方式全称
4600	进料成品退换	进料成品退换
5000	料件进出区	料件进出海关特殊监管区域
5010	特殊区域研发货物	海关特殊监管区域与境外之间进出的研发货物
5014	区内来料加工	海关特殊监管区域与境外之间进出的来料加工货物
5015	区内进料加工货物	海关特殊监管区域与境外之间进出的进料加工货物
5033	区内仓储货物	加工区内仓储企业从境外进口的货物
5034	区内物流货物	海关特殊监管区域与境外之间进出的物流货物
5100	成品进出区	成品进出海关特殊监管区域
5200	区内边角调出	用于区内外非实际进出境货物
5300	设备进出区	设备及物资进出海关特殊监管区域
5335	境外设备进区	海关特殊监管区域从境外进口的设备及物资
5361	区内设备退运	海关特殊监管区域设备及物资退运境外
6033	物流中心进出境货物	保税物流中心与境外之间进出仓储货物
9600	内贸货物跨境运输	内贸货物跨境运输
9610	电子商务	跨境贸易电子商务
9639	海关处理货物	海关变卖处理的超期未报货物、走私违规货物
9700	后续补税	无原始报关单的后续补税
9739	其他贸易	其他贸易
9800	租赁征税	租赁期1年及以上的租赁贸易货物的租金
9839	留赠转卖物品	外交机构转售境内或国际活动留赠放弃特批货物
9900	其他	其他

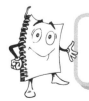

一份报关单只允许填报一种监管方式。

2. 特殊情况下加工贸易货物监管方式填报要求

（1）进口少量低值辅料（即 5 000 美元以下，78 种以内的低值辅料）按规定不使用《加工贸易手册》的，填报"低值辅料"。使用《加工贸易手册》的，按《加工贸易手册》上的监管方式填报。

（2）加工贸易料件转内销货物以及按料件办理进口手续的转内销制成品、残次品、未完成品，填制进口报关单，填报"来料料件内销"或"进料料件内销"；加工贸易成品凭《征免税证明》转为减免税进口货物的，分别填制进出口报关单，出口报关单填报"来料成品减免"或"进料成品减免"，进口报关单按照实际监管方式填报。

（3）加工贸易出口成品因故退运进口及复运出口的，填报"来料成品退换"或"进料成品退换"；加工贸易进口料件因换料退运出口及复运进口的，填报"来料料件退换"或"进料料件退换"；加工贸易过程中产生的剩余料件、边角料退运出口，以及进口料件因品质、规格等原因退运出口且不再更换同类货物进口的,分别填报"来料料件复出""来料边角料复出""进料料件复出""进料边角料复出"。

（4）加工贸易边角料内销和副产品内销,填制进口报关单,填报"来料边角料内销"或"进料边角料内销"。

（5）企业销毁处置加工贸易货物未获得收入，销毁处置货物为料件、残次品的，填报"料件销毁"；销毁处置货物为边角料、副产品的，填报"边角料销毁"。

企业销毁处置加工贸易货物获得收入的，填报为"进料边角料内销"或"来料边角料内销"。

（十五）征免性质

1. 项目类型

该申报项目为选填项。

该项目数据类型为 3 位字符型。

2. 录入要求

申报人可根据实际情况，按海关规定的"征免性质代码表"（见表6-28），企业可选择填报相应的征免性质简称及代码，持有海关核发的《征免税证明》的，按照《征免税证明》中批注的征免性质填报。

录入时可根据下拉菜单选择征免性质或按海关规定的"征免性质代码表"录入相应的征免性质代码。例如，一般征税的货物，下拉菜单时可选择"101- 一般征税"或录入"101"，栏目自动生成"一般征税"。

表 6-28　征免性质代码表

征免性质代码	征免性质简称	征免性质全称
101	一般征税	一般征税进出口货物
201	无偿援助	无偿援助进出口物资
299	其他法定	其他法定减免税进出口货物
301	特定区域	特定区域进口自用物资及出口货物
307	保税区	保税区进口自用物资
399	其他地区	其他执行特殊政策地区出口货物
401	科教用品	大专院校及科研机构进口科教用品
403	技术改造	企业技术改造进口货物
406	重大项目	国家重大项目进口货物
412	基础设施	通信、港口、铁路、公路、机场建设进口设备
413	残疾人	残疾人组织和企业进出口货物
417	远洋渔业	远洋渔业自捕水产品
418	国产化	国家定点生产小轿车和摄录机企业进口散件
501	加工设备	加工贸易外商提供的不作价进口设备
502	来料加工	来料加工装配和补偿贸易进口料件及出口成品
503	进料加工	进料加工贸易进口料件及出口成品
506	边境小额	边境小额贸易进口货物
601	中外合资	中外合资经营企业进出口货物
602	中外合作	中外合作经营企业进出口货物
603	外资企业	外商独资企业进出口货物
606	海上石油	勘探、开发海上石油进口货物
608	陆地石油	勘探、开发陆地石油进口货物
609	贷款项目	利用贷款进口货物
611	贷款中标	国际金融组织贷款、外国政府贷款中标机电设备零部件
789	鼓励项目	国家鼓励发展的内外资项目进口设备
799	自有资金	外商投资额度外利用自有资金进口设备、备件、配件
801	救灾捐赠	救灾捐赠进口物资

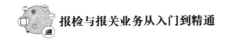
（续表）

征免性质代码	征免性质简称	征免性质全称
898	国批减免	国务院特准减免税的进出口货物
998	内部暂定	享受内部暂定税率的进出口货物
999	例外减免	例外减免税进出口货物

一份报关单只允许填报一种征免性质。

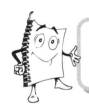

加工贸易货物报关单按照海关核发的《加工贸易手册》中批注的征免性质简称及代码填报。

特殊情况下征免性质栏的填报要求如下。

（1）加工贸易转内销货物，按实际情况填报（如一般征税、科教用品、其他法定等）。

（2）料件退运出口、成品退运进口货物填报"其他法定"（代码299）。

（3）加工贸易结转货物，免予填报。

（十六）许可证号

许可证号栏要填报进（出）口许可证、两用物项和技术进（出）口许可证、两用物项和技术出口许可证（定向）、纺织品临时出口许可证、出口许可证（加工贸易）、出口许可证（边境小额贸易）的编号。

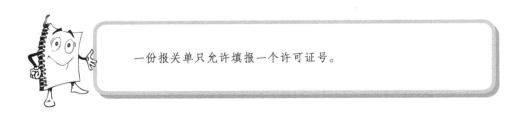

一份报关单只允许填报一个许可证号。

（十七）启运港

启运港是指进口货物在运抵我国关境前的第一个境外装运港。

根据实际情况，按海关规定的"港口代码表"，申报人要在此栏填报相应的港口名称及代码，未在"港口代码表"列明的，填报相应的国家名称及代码。货物从海关特殊监管区域或保税监管场所运至境内区外的，填报"港口代码表"中相应海关特殊监管区域或保税监管场所的名称及代码，未在"港口代码表"中列明的，填报"未列出的特殊监管区"及代码。

其他无实际进境的货物，填报"中国境内"及代码。

（十八）合同协议号

合同协议号栏要填报进出口货物合同（包括协议或订单）编号。未发生商业性交易的免予填报。

（十九）贸易国（地区）

发生商业性交易的进口填报购自国（地区），出口填报售予国（地区）。未发生商业性交易的填报货物所有权拥有者所属的国家（地区）。

企业可按海关规定的"国别（地区）代码表"选择填报相应的贸易国（地区）中文名称及代码。

（二十）启运国（地区）/运抵国（地区）

启运国（地区）栏填报进口货物起始发出直接运抵我国或者在运输中转国（地）未发生任何商业性交易的情况下运抵我国的国家（地区）。

运抵国（地区）栏填报出口货物离开我国关境直接运抵或者在运输中转国（地区）未发生任何商业性交易的情况下最后运抵的国家（地区）。

不经过第三国（地区）转运的直接运输进出口货物，以进口货物的装货港所在国（地区）为启运国（地区），以出口货物的指运港所在国（地区）为运抵国（地区）。

经过第三国（地区）转运的进出口货物，如在中转国（地区）发生商业性交易，则以中转国（地区）作为启运/运抵国（地区）。

按照海关规定的"国别（地区）代码表"，申报人可选择填报相应的启运国（地区）或运抵国（地区）中文名称及代码。

无实际进出境的货物，填报"中国"及代码。

（二十一）经停港/指运港

经停港栏填报进口货物在运抵我国关境前的最后一个境外装运港。

指运港栏填报出口货物运往境外的最终目的港；最终目的港不可预知的，按尽可能预知

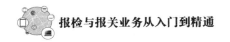

的目的港填报。

根据实际情况，申报人按海关规定的"港口代码表"选择填报相应的港口名称及代码。经停港／指运港在"港口代码表"中无港口名称及代码的，可选择填报相应的国家名称及代码。

无实际进出境的货物，填报"中国境内"及代码。

（二十二）入境口岸／离境口岸

1. 入境口岸

（1）入境口岸栏填报进境货物从跨境运输工具卸离的第一个境内口岸的中文名称及代码。

（2）采取多式联运跨境运输的，填报多式联运货物最终卸离的境内口岸中文名称及代码。

（3）过境货物栏填报货物进入境内的第一个口岸的中文名称及代码。

（4）从海关特殊监管区域或保税监管场所进境的，填报海关特殊监管区域或保税监管场所的中文名称及代码。

（5）其他无实际进境的货物，填报货物所在地的城市名称及代码。

2. 出境口岸

（1）出境口岸栏填报装运出境货物的跨境运输工具离境的第一个境内口岸的中文名称及代码。

（2）采取多式联运跨境运输的，填报多式联运货物最初离境的境内口岸中文名称及代码。

（3）过境货物栏填报货物离境的第一个境内口岸的中文名称及代码。

（4）从海关特殊监管区域或保税监管场所出境的，填报海关特殊监管区域或保税监管场所的中文名称及代码。

（5）其他无实际出境的货物，填报货物所在地的城市名称及代码。

3. 入境口岸／离境口岸类型

入境口岸／离境口岸类型包括港口、码头、机场、机场货运通道、边境口岸、火车站、车辆装卸点、车检场、陆路港、坐落在口岸的海关特殊监管区域等。申报人应按海关规定的"国内口岸编码表"选择填报相应的境内口岸名称及代码。

（二十三）包装种类

包装种类栏要填报进出口货物的所有包装材料，包括运输包装和其他包装。申报人应按海关规定的"包装种类代码表"（见表6-29）选择填报相应的包装种类名称及代码。运输包装是指提运单所列货物件数单位对应的包装，其他包装包括货物的各类包装，以及植物性铺垫材料等。

表 6-29　包装种类代码表

代码	中文名称	代码	中文名称
00	散装	39	其他材料制桶
01	裸装	04	球状罐类
22	纸制或纤维板制盒／箱	06	包／袋
23	木制或竹藤等植物性材料制盒／箱	92	再生木托
29	其他材料制盒／箱	93	天然木托
32	纸制或纤维板制桶	98	植物性铺垫材料
33	木制或竹藤等植物性材料制桶	99	其他包装

（二十四）件数

件数栏应填报进出口货物运输包装的件数（按运输包装计）。特殊情况下件数的填报要求如下。

（1）舱单件数为集装箱的，填报集装箱个数。

（2）舱单件数为托盘的，填报托盘数。

此栏不得填报零，裸装货物填报"1"。

（二十五）毛重（千克）

毛重（千克）栏应填报进出口货物及其包装材料的重量之和，计量单位为千克，不足一千克的填报"1"。

（二十六）净重（千克）

净重（千克）栏应填报进出口货物的毛重减去外包装材料后的重量，即货物本身的实际重量，计量单位为千克，不足一千克的填报"1"。

（二十七）成交方式

根据进出口货物实际成交价格条款，申报人按海关规定的"成交方式代码表"（见表 6-30）选择填报相应的成交方式名称及代码。

无实际进出境的货物，进口填报 CIF，出口填报 FOB。

表 6-30　成交方式代码表

成交方式代码	成交方式名称
1	CIF
2	C&F
3	FOB
4	C&I
5	市场价
6	垫仓
7	EXW

（二十八）运费

运费栏填报进口货物运抵我国境内输入地点起卸前的运输费用，以及出口货物运至我国境内输出地点装载后的运输费用。

运费可按运费单价、总价或运费率三种方式之一填报，注明运费标记（运费标记"1"表示运费率，标记"2"表示每吨货物的运费单价，标记"3"表示运费总价），并按海关规定的"货币代码表"选择填报相应的币种代码。

（二十九）保费

保费栏应填报进口货物运抵我国境内输入地点起卸前的保险费用，以及出口货物运至我国境内输出地点装载后的保险费用。

保费可按保险费总价或保险费率两种方式之一填报，注明保费标记（保费标记"1"表示保险费率，标记"3"表示保险费总价），并按海关规定的"货币代码表"选择填报相应的币种代码。

（三十）杂费

杂费栏应填报成交价格以外的、按照《中华人民共和国进出口关税条例》相关规定应计入完税价格或应从完税价格中扣除的费用。杂费可按杂费总价或杂费率两种方式之一填报，注明杂费标记（杂费标记"1"表示杂费率，"3"表示杂费总价），并按海关规定的"货币代码表"选择填报相应的币种代码。

应计入完税价格的杂费填报为正值或正率，应从完税价格中扣除的杂费填报为负值或负率。

（三十一）随附单证及编号

申报人可根据海关规定的"监管证件代码表"和"随附单据代码表"选择填报除《中华人民共和国海关进出口货物报关单填制规范》第十六条规定的许可证件以外的其他进出口许可证件及监管证件代码，具体如表6-31所示。

表6-31　监管证件代码及监管证件名称

监管证件代码	监管证件名称	监管证件代码	监管证件名称
1	进口许可证	U	合法捕捞产品通关证明
2	两用物项和技术进口许可证	V	人类遗传资源材料出口、出境证明
3	两用物项和技术出口许可证	X	有毒化学品环境管理放行通知单
4	出口许可证	Z	赴境外加工光盘进口备案证明
5	纺织品临时出口许可证	a	保税核注清单
6	旧机电产品禁止进口	b	进口广播电影电视节目带（片）提取单
7	自动进口许可证	c	内销征税联系单
8	禁止出口商品	d	援外项目任务通知函
9	禁止进口商品	e	关税配额外优惠税率进口棉花配额证
A	检验检疫	f	音像制品（成品）进口批准单
B	电子底账	g	技术出口合同登记证
E	濒危物种允许出口证明书	h	核增核扣表
F	濒危物种允许进口证明书	i	技术出口许可证
G	两用物项和技术出口许可证（定向）	k	民用爆炸物品进出口审批单
H	港澳OPA纺织品证明	m	银行调运人民币现钞进出境证明
I	麻醉精神药品进出口准许证	n	音像制品（版权引进）批准单
J	黄金及黄金制品进出口准许证	q	国别关税配额证明
K	深加工结转申请表	r	预归类标志
L	药品进出口准许证	s	适用ITA税率的商品用途认定证明
M	密码产品和设备进口许可证	t	关税配额证明
O	自动进口许可证（新旧机电产品）	u	钟乳石出口批件
P	固体废物进口许可证	v	自动进口许可证（加工贸易）
Q	进口药品通关单	x	出口许可证（加工贸易）
R	进口兽药通关单	y	出口许可证（边境小额贸易）
S	进出口农药登记证明	z	古生物化石出境批件

本栏目分为随附单证代码和随附单证编号两栏，其中代码栏按海关规定的"监管证件代码表"和"随附单据代码表"选择填报相应证件代码；随附单证编号栏填报证件编号。

1. 加工贸易内销征税报关中的随附单证代码栏填报"c"，随附单证编号栏填报海关审核通过的内销征税联系单号。

2. 一般贸易进出口货物

（1）一般贸易进出口货物，只能使用原产地证书申请享受协定税率或者特惠税率（以下统称优惠税率）的（无原产地声明模式），随附单证代码栏填报原产地证书代码"Y"，随附单证编号栏填报"<优惠贸易协定代码>"和"原产地证书编号"。

（2）可以使用原产地证书或者原产地声明申请享受优惠税率的（有原产地声明模式），随附单证代码栏填写"Y"，随附单证编号栏填报"<优惠贸易协定代码>""C"（凭原产地证书申报）或"D"（凭原产地声明申报），以及"原产地证书编号（或者原产地声明序列号）"。一份报关单对应一份原产地证书或原产地声明。各优惠贸易协定代码如表6-32所示。

表6-32　优惠贸易协定代码表

代码	优惠贸易协定名称	代码	优惠贸易协定名称
01	亚太贸易协定	12	中国—秘鲁自贸协定
02	中国—东盟自贸协定	13	最不发达国家特别优惠关税待遇
03	内地与香港紧密经贸关系安排（香港CEPA）	14	海峡两岸经济合作框架协议（ECFA）
04	内地与澳门紧密经贸关系安排（澳门CEPA）	15	中国—哥斯达黎加自贸协定
06	台湾农产品零关税措施	16	中国—冰岛自贸协定
07	中国—巴基斯坦自贸协定	17	中国—瑞士自贸协定
08	中国—智利自贸协定	18	中国—澳大利亚自贸协定
10	中国—新西兰自贸协定	19	中国—韩国自贸协定
11	中国—新加坡自贸协定	20	中国—格鲁吉亚自贸协定

（3）海关特殊监管区域和保税监管场所内销货物申请适用优惠税率的，有关货物进出海关特殊监管区域和保税监管场所以及内销时，已通过原产地电子信息交换系统实现电子联网的优惠贸易协定项下货物报关单，按照上述一般贸易要求填报；未实现电子联网的优惠贸易协定项下货物报关单，随附单证代码栏填报"Y"，随附单证编号栏填报"<优惠贸易协定代码>"和"原产地证据文件备案号"。"原产地证据文件备案号"为进出口货物的收发货人或者其代理人录入原产地证据文件电子信息后，系统自动生成的号码。

（4）向香港或者澳门特别行政区出口用于生产香港CEPA或者澳门CEPA项下货物的原

材料时，按照上述一般贸易填报要求填制报关单，香港或澳门生产厂商在香港工贸署或者澳门经济局登记备案的有关备案号填报在"关联备案"栏。

"单证对应关系表"中填报报关单上的申报商品项与原产地证书（原产地声明）上的商品项之间的对应关系。报关单上的商品序号与原产地证书（原产地声明）上的项目编号应一一对应，但不要求顺序对应。同一批次进口货物可以在同一报关单中申报，不享受优惠税率的货物序号不填报在"单证对应关系表"中。

（5）各优惠贸易协定项下，免提交原产地证据文件的小金额进口货物"随附单证代码"栏填报"Y"，"随附单证代码"栏填报"< 协定编号 >XJE00000"，"单证对应关系表"享惠报关单项号按实际填报，对应单证项号与享惠报关单项号相同。

（三十二）标记唛码及备注

标记唛码及备注填报要求如下。

（1）标记唛码中除图形以外的文字、数字，无标记唛码的填报 N/M。

（2）受外商投资企业委托代理其进口投资设备、物品的进出口企业名称。

（3）与本报关单有关联关系的，同时在业务管理规范方面又要求填报的备案号，填报在电子数据报关单中"关联备案"栏。

① 保税间流转货物、加工贸易结转货物及凭《征免税证明》转内销货物，其对应的备案号填报在"关联备案"栏。

② 减免税货物结转进口（转入），"关联备案"栏填报本次减免税货物结转所申请的《中华人民共和国海关进口减免税货物结转联系函》的编号。

③ 减免税货物结转出口（转出），"关联备案"栏填报与其相对应的进口（转入）报关单"备案号"栏中《征免税证明》的编号。

（4）与本报关单有关联关系的，同时在业务管理规范方面又要求填报的报关单号，填报在电子数据报关单中"关联报关单"栏。

① 保税间流转、加工贸易结转类的报关单，应先办理进口报关，并将进口报关单号填入出口报关单的"关联报关单"栏。

② 办理进口货物直接退运手续的，除另有规定外，应先填制出口报关单，再填制进口报关单，并将出口报关单号填报在进口报关单的"关联报关单"栏。

③ 减免税货物结转出口（转出），应先办理进口报关，并将进口（转入）报关单号填入出口（转出）报关单的"关联报关单"栏。

（5）办理进口货物直接退运手续的，填报"<ZT"＋"海关审核联系单号或者《海关责

令进口货物直接退运通知书》编号" + " > "。

（6）保税监管场所进出货物，在"保税/监管场所"栏填报本保税监管场所编码（保税物流中心（B型）填报本中心的国内地区代码），其中涉及货物在保税监管场所间流转的，在本栏填报对方保税监管场所代码。

（7）涉及加工贸易货物销毁处置的，填报海关加工贸易货物销毁处置申报表编号。

（8）当监管方式为"暂时进出货物"（2600）和"展览品"（2700）时，填报要求如下。

① 根据《中华人民共和国海关暂时进出境货物管理办法》（海关总署令第233号，以下简称《管理办法》）第三条第一款所列项目，填报暂时进出境货物类别，如暂进六，暂出九。

② 根据《管理办法》第十条规定，填报复运出境或者复运进境日期，期限应在货物进出境之日起6个月内，如20190815前复运进境，20191020前复运出境。

③ 根据《管理办法》第七条，向海关申请对有关货物是否属于暂时进出境货物进行审核确认的，填报《中华人民共和国××海关暂时进出境货物审核确认书》编号，如 <ZS海关审核确认书编号 >，其中英文为大写字母；无此项目的，无须填报。

上述内容依次填报，项目间用"/"分隔，前后均不加空格。

④ 收发货人或其代理人申报货物复运进境或者复运出境的：货物办理过延期的，根据《管理办法》填报《货物暂时进/出境延期办理单》的海关回执编号，如 <ZS海关回执编号 >，其中英文为大写字母；无此项目的，无须填报。

（9）跨境电子商务进出口货物，填报"跨境电子商务"。

（10）加工贸易副产品内销，填报"加工贸易副产品内销"。

（11）服务外包货物进口，填报"国际服务外包进口货物"。

（12）公式定价进口货物填报公式定价备案号，格式为"公式定价" + 备案编号 + "@"。对于同一报关单下有多项商品的，如某项或某几项商品为公式定价备案的，则备注栏内填报为"公式定价" + 备案编号 + "#" + 商品序号 + "@"。

（13）进出口与《预裁定决定书》列明情形相同的货物时，按照《预裁定决定书》填报，格式为"预裁定 +《预裁定决定书》编号"（例如，某份《预裁定决定书》编号为 R-2-0100-2018-0001，则填报为"预裁定 R-2-0100-2018-0001"）。

（14）含归类行政裁定报关单，填报归类行政裁定编号，格式为"c" + 四位数字编号，如 c0001。

（15）已经在进入特殊监管区时完成检验的货物，在出区入境申报时，填报"预检验"字样，同时在"关联报检单"栏填报实施预检验的报关单号。

（16）进口直接退运的货物，填报"直接退运"字样。

（17）企业提供 ATA 单证册的货物，填报"ATA 单证册"字样。

（18）不含动物源性低风险生物制品，填报"不含动物源性"字样。

（19）货物自境外进入境内特殊监管区或者保税仓库的，填报"保税入库"或者"境外入区"字样。

（20）海关特殊监管区域与境内区外之间采用分送集报方式进出的货物，填报"分送集报"字样。

（21）军事装备出入境的，填报"军品"或"军事装备"字样。

（22）申报 HS 为 3821000000、3002300000 的，属于下列情况的，填报要求：属于培养基的，填报"培养基"字样；属于化学试剂的，填报"化学试剂"字样；不含动物源性成分的，填报"不含动物源性"字样。

（23）属于修理物品的，填报"修理物品"字样。

（24）HS 为 2903890020（入境六溴环十二烷），用途为"其他（99）"的，填报具体用途。

（25）集装箱体信息填报集装箱号（在集装箱箱体上标示的全球唯一编号）、集装箱规格、集装箱商品项号关系（单个集装箱对应的商品项号，半角逗号分隔）、集装箱货重（集装箱箱体自重 + 装载货物重量，单位为千克）。

（26）申报时其他必须说明的事项。

（三十三）项号

1. 分两行填报

第一行填报报关单中的商品顺序编号；第二行填报备案序号，专用于加工贸易及保税、减免税等已备案、审批的货物，填报该项货物在《加工贸易手册》或《征免税证明》等备案、审批单证中的顺序编号。有关优惠贸易协定项下报关单填制要求按照海关总署相关规定执行。

2. 第二行特殊情况填报要求

第二行特殊情况填报要求如表 6-33 所示。

表 6-33 第二行特殊情况填报要求

序号	情况	填报要求
1	深加工结转货物	分别按照《加工贸易手册》中的进口料件项号和出口成品项号填报
2	料件结转货物（包括料件、制成品和未完成品折料）	出口报关单按照转出《加工贸易手册》中进口料件的项号填报；进口报关单按照转进《加工贸易手册》中进口料件的项号填报

（续表）

序号	情况	填报要求
3	料件复出货物（包括料件、边角料）	出口报关单按照《加工贸易手册》中进口料件的项号填报；如边角料对应一个以上料件项号时，填报主要料件项号
4	料件退换货物（包括料件，不包括未完成品）	进出口报关单按照《加工贸易手册》中进口料件的项号填报
5	成品退换货物	退运进境报关单和复运出境报关单按照《加工贸易手册》原出口成品的项号填报
6	加工贸易料件转内销货物（以及按料件办理进口手续的转内销制成品、残次品、未完成品）	填制进口报关单，填报《加工贸易手册》进口料件的项号
7	加工贸易边角料、副产品内销	填报《加工贸易手册》中对应的进口料件项号；如边角料或副产品对应一个以上料件项号时，填报主要料件项号
8	加工贸易成品凭《征免税证明》转为减免税货物进口的	应先办理进口报关手续。进口报关单填报《征免税证明》中的项号，出口报关单填报《加工贸易手册》原出口成品项号，进出口报关单货物数量应一致
9	加工贸易货物销毁	填报《加工贸易手册》中相应的进口料件项号
10	加工贸易副产品退运出口、结转出口	填报《加工贸易手册》中新增成品的出口项号
11	经海关批准实行加工贸易联网监管的企业，按海关联网监管要求，企业需申报报关清单的	应在向海关申报进出口（包括形式进出口）报关单前，向海关申报"清单"。一份报关清单对应一份报关单，报关单上的商品由报关清单归并而得。加工贸易电子账册报关单中项号、品名、规格等栏目的填制规范参照《加工贸易手册》

（三十四）商品编号

商品编号栏要填报由 13 位数字组成的商品编号。前 8 位为《中华人民共和国进出口税则》和《中华人民共和国海关统计商品目录》确定的编码；第 9 位和第 10 位为监管附加编号，11 ~ 13 位为检验检疫附加编号。

（三十五）商品名称及规格型号

1. 分两行填报

第一行填报进出口货物规范的中文商品名称，第二行填报规格型号。

2. 具体填报要求

（1）商品名称及规格型号应据实填报，并与进出口货物收发货人或受委托的报关企业所提交的合同、发票等相关单证相符。

（2）商品名称应当规范，规格型号应当足够详细，以能满足海关归类、审价及许可证件管理要求为准，可参照《中华人民共和国海关进出口商品规范申报目录》中对商品名称、规格型号的要求进行填报。

（3）已备案的加工贸易及保税货物，填报的内容必须与备案登记中同项号下货物的商品名称一致。

（4）对需要海关签发《货物进口证明书》的车辆，商品名称栏填报"车辆品牌＋排气量（注明cc）＋车型（如越野车、小轿车等）"。进口汽车底盘不填报排气量。车辆品牌按照《进口机动车辆制造厂名称和车辆品牌中英文对照表》中"签注名称"一栏的要求填报。规格型号栏可填报"汽油型"等。

（5）由同一运输工具同时运抵同一口岸并且属于同一收货人、使用同一提单的多种进口货物，按照商品归类规则应当归入同一商品编号的，应当将有关商品一并归入该商品编号。商品名称填报一并归类后的商品名称；规格型号填报一并归类后商品的规格型号。

（6）加工贸易边角料和副产品内销，边角料复出口，填报其报验状态的名称和规格型号。

（7）进口货物收货人以一般贸易方式申报进口属于《需要详细列名申报的汽车零部件清单》（海关总署2006年第64号公告）范围内的汽车生产件的，按以下要求填报。

① 商品名称填报进口汽车零部件的详细中文商品名称和品牌，中文商品名称与品牌之间用"/"相隔，必要时加注英文商业名称；进口的成套散件或者毛坯件应在品牌后加注"成套散件""毛坯"等字样，并与品牌之间用"/"相隔。

② 规格型号填报汽车零部件的完整编号。在零部件编号前应当加注"S"字样，并与零部件编号之间用"/"相隔，零部件编号之后应当依次加注该零部件适用的汽车品牌和车型。汽车零部件属于可以适用于多种汽车车型的通用零部件的，零部件编号后应当加注"TY"字样，并用"/"与零部件编号相隔。与进口汽车零部件规格型号相关的其他需要申报的要素，或者海关规定的其他需要申报的要素，如"功率""排气量"等，应当在车型或"TY"之后填报，并用"/"与之相隔。汽车零部件报验状态是成套散件的，应当在"标记唛码及备注"栏内填报该成套散件装配后的最终完整品的零部件编号。

（8）进口货物收货人以一般贸易方式申报进口属于《需要详细列名申报的汽车零部件清单》（海关总署2006年第64号公告）范围内的汽车维修件的，填报规格型号时，应当在零部件编号前加注"W"，并与零部件编号之间用"/"相隔；进口维修件的品牌与该零部件适用的整车厂牌不一致的，应当在零部件编号前加注"WF"，并与零部件编号之间用"/"相隔。其余申报要求同第（7）条。

（9）品牌类型。品牌类型为必填项目，可选择按"无品牌""境内自主品牌""境内收购品牌""境外品牌（贴牌生产）""境外品牌（其他）"如实填报。其中，境内自主品牌是指由境内企业自主开发、拥有自主知识产权的品牌；境内收购品牌是指境内企业收购的原境外品牌；境外品牌（贴牌生产）是指境内企业代工贴牌生产中使用的境外品牌；境外品牌（其他）是指除代工贴牌生产以外使用的境外品牌。

（10）出口享惠情况。出口享惠情况为出口报关单必填项目，可选择按"出口货物在最终目的国（地区）不享受优惠关税""出口货物在最终目的国（地区）享受优惠关税""出口货物不能确定在最终目的国（地区）享受优惠关税"如实填报。进口货物报关单不填报该申报项。

（11）申报进口已获3C认证的机动车辆时，需填报表6-34所示的信息。

表6-34　申报进口已获3C认证的机动车辆应填报的信息

序号	栏目	填报信息
1	提运单日期	填报该项货物的提运单签发日期
2	质量保质期	填报机动车的质量保证期
3	发动机号或电机号	填报机动车的发动机号或电机号，应与机动车上打刻的发动机号或电机号相符。纯电动汽车、插电式混合动力汽车、燃料电池汽车需填报其电机号，其他机动车需填报其发动机号
4	车辆识别代码（VIN）	填报机动车车辆识别代码，须符合国家强制性标准《道路车辆－车辆识别代号（VIN）》（GB16735）的要求。该项目一般与机动车的底盘（车架号）相同
5	发票所列数量	填报对应发票中所列进口机动车的数量
6	品名（中文名称）	填报机动车中文品名，按《进口机动车辆制造厂名称和车辆品牌中英文对照表》（原质检总局2004年52号公告）的要求填报
7	品名（英文名称）	填报机动车英文品名，按《进口机动车辆制造厂名称和车辆品牌中英文对照表》（原质检总局2004年52号公告）的要求填报
8	型号（英文）	填报机动车型号，与机动车产品标牌上整车型号一栏相符

（三十六）数量及单位

1. 分三行填报

（1）第一行按进出口货物的法定第一计量单位填报数量及单位，法定计量单位以《中华人民共和国海关统计商品目录》中的计量单位为准。

（2）凡列明有法定第二计量单位的，在第二行按照法定第二计量单位填报数量及单位。无法定第二计量单位的，第二行为空。

（3）第三行填报成交计量单位及数量。

2. 法定计量单位为"千克"的数量填报

特殊情况下，法定计量单位为"千克"的数量填报要求如下。

（1）装入可重复使用的包装容器的货物，按货物扣除包装容器后的重量填报，如罐装同位素、罐装氧气及类似品等。

（2）使用不可分割包装材料和包装容器的货物，按货物的净重填报（即包括内层直接包装的净重重量），如采用供零售包装的罐头、药品及类似品等。

（3）按照商业惯例以公量重计价的商品，按公量重填报，如未脱脂羊毛、羊毛条等。

（4）采用以毛重作为净重计价的货物，可按毛重填报，如粮食、饲料等大宗散装货物。

（5）采用零售包装的酒类、饮料、化妆品，按照液体部分的重量填报。

3. 其他情况下的数量填报

（1）成套设备、减免税货物如需分批进口，货物实际进口时，按照实际报验状态确定数量。

（2）具有完整品或制成品基本特征的不完整品、未制成品，根据《商品名称及编码协调制度》归类规则按完整品归类的，按照构成完整品的实际数量填报。

（3）已备案的加工贸易及保税货物，成交计量单位必须与《加工贸易手册》中同项号下货物的计量单位一致，加工贸易边角料和副产品内销、边角料复出口，填报其报验状态的计量单位。

（4）优惠贸易协定项下进出口商品的成交计量单位必须与原产地证书上对应商品的计量单位一致。

（5）法定计量单位为立方米的气体货物，折算成标准状况（即摄氏零度及1个标准大气压）下的体积进行填报。

（三十七）单价

单价栏应填报同一项号下进出口货物实际成交的商品单位价格。无实际成交价格的，填报单位货值。

（三十八）总价

总价栏应填报同一项号下进出口货物实际成交的商品总价格。无实际成交价格的，填报货值。

（三十九）币制

币制栏应按海关规定的"货币代码表"选择相应的货币名称及代码填报，如"货币代码表"中无实际成交币种，需将实际成交货币按申报日外汇折算率折算成"货币代码表"列明的货币填报。

（四十）原产国（地区）

原产国（地区）应依据《中华人民共和国进出口货物原产地条例》《中华人民共和国海关关于执行〈非优惠原产地规则中实质性改变标准〉的规定》以及海关总署关于各项优惠贸易协定原产地管理规章规定的原产地确定标准填报。

① 同一批进出口货物的原产地不同的，分别填报原产国（地区）。

② 进出口货物原产国（地区）无法确定的，填报"国别不详"。

③ 申报人按海关规定的"国别（地区）代码表"选择填报相应的国家（地区）名称及代码。

（四十一）最终目的国（地区）

（1）最终目的国（地区）填报已知的进出口货物的最终实际消费、使用或进一步加工制造国家（地区）。

（2）不经过第三国（地区）转运的直接运输货物，以运抵国（地区）为最终目的国（地区）；经过第三国（地区）转运的货物，以最后运往国（地区）为最终目的国（地区）。

（3）同一批进出口货物的最终目的国（地区）不同的，分别填报最终目的国（地区）。

（4）进出口货物不能确定最终目的国（地区）时，以尽可能预知的最后运往国（地区）为最终目的国（地区）。

（5）申报人按海关规定的"国别（地区）代码表"选择填报相应的国家（地区）名称及代码。

（四十二）境内目的地 / 境内货源地

境内目的地栏填报已知的进口货物在国内的消费、使用地或最终运抵地，其中最终运抵地为最终使用单位所在的地区。最终使用单位难以确定的，填报货物进口时预知的最终收货单位所在地。

境内货源地栏填报出口货物在国内的产地或原始发货地。出口货物产地难以确定的，填报最早发运该出口货物的单位所在地。

海关特殊监管区域、保税物流中心（B型）与境外之间的进出境货物，境内目的地／境内货源地栏需填报本海关特殊监管区域、保税物流中心（B型）所对应的国内地区名称及代码。

申报人应按海关规定的"国内地区代码表"选择填报相应的国内地区名称及代码，并根据《中华人民共和国行政区划代码表》选择填报境内目的地对应的县级行政区名称及代码。无下属区县级行政区的，可选择填报地市级行政区。

（四十三）征免

申报人按照海关核发的《征免税证明》或有关政策规定，对报关单所列每项商品选择海关规定的"征减免税方式代码表"中相应的征减免税方式填报。

申报人可根据《加工贸易手册》中备案的征免规定填报加工贸易货物报关单；《加工贸易手册》中备案的征免规定为"保金"或"保函"的，填报"全免"。

征减免税方式分为照章征税、折半征税、全免、特案减免、随征免性质、保证金、保证函、折半补税及出口全额退税九种，各种方式分别用不同的代码标定，具体如表6-35所示。

表6-35　征减免税方式代码表

征减免税方式代码	征减免税方式名称	征减免税方式说明
1	照章征税	指对进出口货物依照法定税率计征各类税、费
2	折半征税	指依照主管海关签发的《征免税证明》或海关总署的通知，对进出口货物依照法定税率折半计征关税和增值税，但照章征收消费税
3	全免	指依照主管海关签发的《征免税证明》或海关总署的通知，对进出口货物免征关税和增值税，但消费税不予免征
4	特案减免	指依照主管海关签发的《征免税证明》或海关总署通知规定的税率计征各类税、费
5	随征免性质	指对某些监管方式下进出口的货物按照征免性质规定的特殊计税公式或税率计征税、费
6	保证金	指经海关批准具保放行的货物，由担保人向海关缴纳现金的一种担保形式

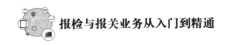

（续表）

征减免税 方式代码	征减免税方式 名称	征减免税方式说明
7	保证函	指担保人根据海关的要求，向海关提交的订有明确权利和义务的一种担保文书
8	折半补税	指对已征半税的供特区内销售的市场物资，经海关核准运往特区外时，补征另一半相应税款
9	出口全额退税	指对计划内出口的丝绸、山羊绒实行出口全额退税时，凭"计划内出口证明"开具出口全额退税税单，并计征关务费

（四十四）特殊关系确认

根据《中华人民共和国海关审定进出口货物完税价格办法》（以下简称《审价办法》）第十六条，填报确认进出口行为中买卖双方是否存在特殊关系，有下列情形之一的，应当认为买卖双方存在特殊关系，应填报"是"，反之则填报"否"。

（1）买卖双方为同一家族成员的。

（2）买卖双方互为商业上的高级职员或者董事的。

（3）一方直接或者间接地受另一方控制的。

（4）买卖双方都直接或者间接地受第三方控制的。

（5）买卖双方共同直接或者间接地控制第三方的。

（6）一方直接或者间接地拥有、控制或者持有对方5%以上（含5%）公开发行的有表决权的股票或者股份的。

（7）一方是另一方的雇员、高级职员或者董事的。

（8）买卖双方是同一合伙的成员的。

买卖双方在经营上相互有联系，一方是另一方的独家代理、独家经销或者独家受让人，如果符合前款的规定，也应当视为存在特殊关系。

出口货物免予填报，加工贸易及保税监管货物（内销保税货物除外）免予填报。

（四十五）价格影响确认

根据《审价办法》第十七条，填报确认纳税义务人是否可以证明特殊关系未对进口货物的成交价格产生影响，纳税义务人能证明其成交价格与同时或者大约同时发生的下列任何一款价格相近的，应视为特殊关系未对成交价格产生影响，填报"否"，反之则填报"是"。

（1）向境内无特殊关系的买方出售的相同或者类似进口货物的成交价格。

（2）按照《审价办法》第二十三条的规定所确定的相同或者类似进口货物的完税价格。

（3）按照《审价办法》第二十五条的规定所确定的相同或者类似进口货物的完税价格。

出口货物免予填报，加工贸易及保税监管货物（内销保税货物除外）免予填报。

（四十六）支付特许权使用费确认

根据《审价办法》第十一条和第十三条，填报确认买方是否存在向卖方或者有关方直接或者间接支付与进口货物有关的特许权使用费，且未包括在进口货物的实付、应付价格中。

（1）买方存在需向卖方或者有关方直接或者间接支付特许权使用费，且未包含在进口货物实付、应付价格中，并且符合《审价办法》第十三条的，在"支付特许权使用费确认"栏目填报"是"。

（2）买方存在需向卖方或者有关方直接或者间接支付特许权使用费，且未包含在进口货物实付、应付价格中，但纳税义务人无法确认是否符合《审价办法》第十三条的，填报"是"。

（3）买方存在需向卖方或者有关方直接或者间接支付特许权使用费且未包含在实付、应付价格中，纳税义务人根据《审价办法》第十三条，可以确认需支付的特许权使用费与进口货物无关的，填报"否"。

（4）买方不存在向卖方或者有关方直接或者间接支付特许权使用费的，或者特许权使用费已经包含在进口货物实付、应付价格中的，填报"否"。

（5）出口货物免予填报，加工贸易及保税监管货物（内销保税货物除外）免予填报。

（四十七）自报自缴

进出口企业、单位采用"自主申报、自行缴税"（自报自缴）模式向海关申报时，填报"是"；反之则填报"否"。

（四十八）申报单位

自理报关的，填报进出口企业的名称及编码；委托代理报关的，填报报关企业名称及编码。编码填报法人和其他组织统一社会信用代码（18位）。

报关员填报在海关备案的姓名、编码、电话，并加盖申报单位印章。

（四十九）海关批注及签章

供海关作业时签注。

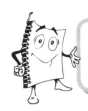

尖括号（＜＞）、逗号（，）、连接符（－）、冒号（：）等标点符号及数字，填报时都必须使用非中文状态下的半角字符。

第六节　"互联网+海关"通关业务指南

2017 年 6 月 30 日随着海关总署署长于广洲按下启动键，全国海关"互联网＋海关"一体化网上办事平台上线运行，9 大类业务、60 项具体事项可网上办理。

"互联网＋海关"基本实现了海关政务服务"应上尽上、全程在线"。企业可通过互联网随时随地办理各项上线的海关业务。

一、进口货物直接退运

（一）设定依据

《中华人民共和国海关进口货物直接退运管理办法》第二条、第三条。

（二）实施机构

各直属海关、隶属海关负责直接退运货物监管的部门。

（三）法定办结时限

无。

（四）承诺办结时限

海关受理至核准在 5 个工作日内完成。特殊情况需延长审核时限的，应经分管关（处）领导同意。

（五）结果名称

"进口货物直接退运核批表"。

（六）申请条件

办理进口货物直接退运。

（七）申请材料

办理进口货物直接退运的，由当事人通过互联网向货物所在地海关申报并提交相关材料。

（1）对于申请办理直接退运手续的进口货物已向海关申报的，由当事人提交"进口货物直接退运表"。

（2）对于申请办理直接退运手续的进口货物未向海关申报的，由当事人提交以下材料。

① "进口货物直接退运表"。

② 证明进口实际情况的合同、发票、装箱清单、提运单或者载货清单等相关单证，以及相关证明文书。

责令进口货物直接退运的，由海关根据相关政府行政主管部门出具的证明文书，向当事人制发《海关责令进口货物直接退运通知书》（以下简称《责令直接退运通知书》）。

（八）办理流程

进口货物直接退运办理流程如图6-19所示。

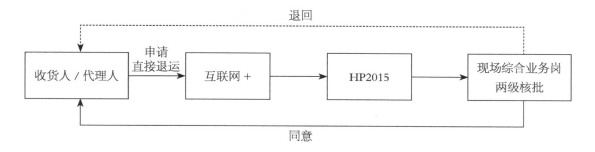

图 6-19 进口货物直接退运办理流程

（1）当事人通过电子口岸申请直接退运，应向海关提交"进口货物直接退运表"等相关材料。

（2）海关将核批结果通过系统反馈当事人。

（3）当事人收到系统回执后，应当按照海关要求办理进口货物直接退运的申报手续。对于已向海关申报的货物办理直接退运手续时，应当在撤销原进口报关单或者转关单后，办理进口货物直接退运出境申报手续。

（4）当事人收到《责令直接退运通知书》之日起 30 日内，应当按照海关要求向货物所在地海关办理进口货物直接退运的申报手续。

（5）当事人办理进口货物直接退运申报手续的，除另有规定外，应当先行申报出口报关单，然后填写进口报关单办理直接退运申报手续，并在"关联报关单"栏填报出口报关单号。

由于承运人的责任造成货物错发、误卸或者溢卸的，当事人办理直接退运手续时可以免予填制报关单。

（6）进口货物直接退运应当从原进境地口岸退运出境。由于运输原因需要改变运输方式或者由另一口岸退运出境的，应当经由原进境地海关审核同意后，以转关运输方式监管出境。

（九）办理形式

网上办理。

（十）到办理现场次数

0 次。

（十一）审查标准

（1）申请理由符合《中华人民共和国海关进口货物直接退运管理办法》第三条（见第三条设立依据）的规定。

（2）申请材料准确、完整、真实、有效。

（十二）办理地点

通过互联网登录"互联网 + 海关"政务服务平台。

（十三）办理时间

各直属海关工作时间（链接至各直属海关网站）或拨打 12360 海关服务热线。

二、进出口货物补充申报

（一）设定依据

《中华人民共和国进出口关税条例》《中华人民共和国海关进出口货物征税管理办法》。

（二）实施机构

各直属海关、隶属海关负责补充申报的部门。

（三）法定办结时限

（1）收发货人、报关企业应当在收到海关补充申报电子指令之日起5个工作日内，通过系统向海关申报电子数据补充申报单。

（2）收发货人、报关企业应当在收到海关书面通知之日起5个工作日内向海关办理补充申报手续。

（四）承诺办结时限

（1）收发货人、报关企业应当在收到海关补充申报电子指令之日起5个工作日内，通过系统向海关申报电子数据补充申报单。

（2）收发货人、报关企业应当在收到海关书面通知之日起5个工作日内向海关办理补充申报手续。

（五）结果名称

无。

（六）申请条件

（1）海关对申报时货物的价格、商品编码等内容进行审核时，为确定申报内容的完整性和准确性，要求进行补充申报的。

（2）海关对申报货物的原产地进行审核时，为确定货物原产地准确性，要求收发货人提交原产地证书，并进行补充申报的。

（3）海关对已放行货物的价格、商品编码和原产地等内容进行进一步核实时，要求进行补充申报的。

（4）收发货人、报关企业可以主动向海关进行补充申报，并在递交报关单时一并提交补充申报单。

（七）申请材料

1.网上办理

（1）涉及价格补充申报的，用户在线上填写《进出口货物价格补充申报单》。

（2）涉及归类补充申报的，用户在线上填写《进出口货物归类补充申报单》。

（3）涉及原产地补充申报的，用户在线上填写《进口货物原产地补充申报单》。

2. 窗口办理

企业根据需要办理的补充申报类型填写对应的价格、归类、原产地相关补充申报单，经法人签字并加盖企业公章后递交至原申报地海关。

（八）办理流程

1. 网上办理

（1）系统登录。通过互联网访问"互联网＋海关"一体化网上办事平台或中国国际贸易单一窗口（以下简称"单一窗口"），在页面右上角点击"登录"字样，或点击门户网站"标准版应用"页签，进入统一登录页面，选择"卡介质"，使用 IC 卡或 IKey 进行登录。

（2）发起补充申报。

① 企业主动补充申报的，收发货人、报关企业通过"单一窗口"或"互联网＋海关"一体化网上办事平台中"进口整合申报"模块向海关发送电子数据补充申报单。

② 海关要求企业补充申报的：一是海关对通关无纸化模式在通关过程中货物的价格、商品编码、原产地等内容进行核实时要求收发货人、报关企业进行补充申报的，海关通过系统发送电子指令通知收发货人、报关企业向海关申报电子数据补充申报单；二是收发货人、报关企业通过"单一窗口"或"互联网＋海关"一体化网上办事平台中"数据查询／统计"—"补充申报单查询"模块查询电子指令，按要求向海关发送电子数据补充申报单，申报单为《进出口货物价格补充申报单》或《进出口货物归类补充申报单》或《进口货物原产地补充申报单》。

（3）审核。海关按照审查标准对企业提交的电子补充申报单进行审核，对符合条件的予以接受，对不符合条件的将退回企业修改。

2. 窗口办理

（1）发起补充申报。海关对已放行货物的价格、商品编码、原产地等内容进行进一步核实时，要求收发货人、报关企业进行补充申报的，向收发货人、报关企业制发《补充申报通知书》。收发货人、报关企业采用纸质补充申报单进行申报。

（2）提交纸质补充申报资料。收发货人、报关企业应当打印纸质补充申报单，签名盖章后递交现场海关。

（3）审核。海关按照审查标准对企业提交的纸质补充申报单进行审核，对符合条件的予以接受，对不符合条件的退回企业修改。

进出口货物补充申报办理流程如图 6-20 所示。

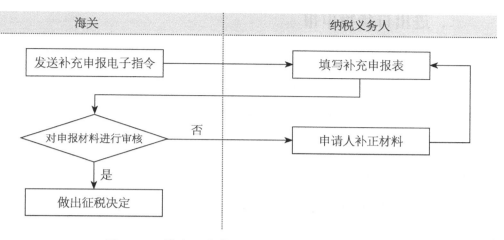

图 6-20 进出口货物补充申报办理流程

（九）办理形式

网上办理或窗口办理。

（十）到办理现场次数

网上办理：0 次；窗口办理：1 次。

（十一）审查标准

（1）收发货人、报关企业应按要求如实、完整地填写补充申报单，并对补充申报内容的真实性、准确性承担相应的法律责任。

（2）补充申报的内容是对报关单申报内容的有效补充，其不得与报关单填报的内容相抵触。

（十二）办理地点

（1）网上办理："互联网 + 海关"一体化网上办事平台或"单一窗口"。

（2）窗口办理：各直属海关相关业务现场。

（十三）办理时间

（1）网上申请：24 小时。

（2）窗口办理：各直属海关工作时间。

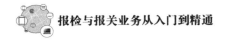
三、进出口货物申报

（一）设定依据

（1）《中华人民共和国海关法》第二十四条、第二十五条。

（2）《中华人民共和国海关进出口货物申报管理规定》第七条。

（二）实施机构

各直属海关、隶属海关。

（三）法定办结时限

无。

（四）承诺办结时限

无。

（五）结果名称

《进出口货物报关单》。

（六）申请条件

在海关注册登记的企业。

（七）申请材料

1. 基本材料

（1）证明进出口货物的实际情况的资料，包括进出口货物的品名、规格、用途、产地、贸易方式等。

（2）有关进出口货物的合同、发票、运输单据、装箱单等商业单据。

（3）进出口所需的许可证件及随附单证。

（4）海关总署规定的其他进出口单证。

2. 无纸申报的，简化报关单随附单证

根据《海关总署关于深入推进通关作业无纸化改革工作有关事项的公告》（海关总署公告〔2014〕25号），对于无纸申报的，简化报关单随附单证，具体如表6-36所示。

表 6-36 简化报关单随附单证

进口货物	出口货物
（1）加工贸易及保税类报关单：合同、装箱清单、载货清单（舱单）等随附单证企业在申报时可不向海关提交，海关审核时如需要再提交 （2）非加工贸易及保税类报关单：装箱清单、载货清单（舱单）等随附单证企业在申报时可不向海关提交，海关审核时如需要再提交 （3）京津冀海关实施区域通关一体化改革的报关单：合同、装箱清单、载货清单（舱单）等随附单证企业在申报时可不向海关提交，海关审核时如需要再提交	企业向海关申报出口货物各类报关单时，合同、发票、装箱清单、载货清单（舱单）等随附单证可不提交，海关审核时如需要再提交

（八）办理流程

进出口货物申报办理流程如图 6-21 所示。

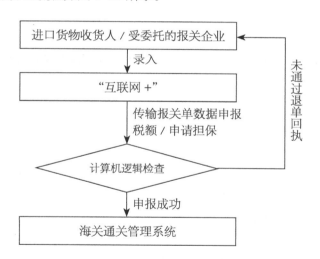

图 6-21 进出口货物申报办理流程

（1）按照《中华人民共和国海关进出口货物报关单填制规范》的要求向海关传送报关单电子数据及随附单证。

（2）进出口货物的收发货人以自己的名义向海关申报的，报关单应当由进出口货物收发货人签名盖章，并随附有关单证。

报关企业接受进出口货物的收发货人委托，以自己的名义或以委托人的名义向海关申报的，应当向海关提交由委托人签署的授权委托书，并按照委托书的授权范围办理有关海关手续。

（3）电子数据报关单经过海关计算机检查接受申报。

（九）办理形式

网上办理。

（十）到办理现场次数

无须前往现场办理。

（十一）审查标准

申请材料准确、完整、真实、有效。

（十二）办理地点

通过互联网登录"互联网＋海关"一体化网上办事平台。

（十三）办理时间

（1）企业网上申请时间：24小时。

（2）海关审核办理时间：各直属海关工作时间（链接至各直属海关网站）。

四、货物查检

（一）设定依据

（1）《中华人民共和国海关法》第二十八条。

（2）《中华人民共和国海关进出口货物查验管理办法》（海关总署令第138号公布，海关总署令第198号修改）第一条、第二条。

（3）《中华人民共和国国境卫生检疫法》第四条、第七条、第十四条、第二十条。

（4）《中华人民共和国国境卫生检疫法实施细则》。

（5）《中华人民共和国进出境动植物检疫法》第十四条、第二十一条。

（6）《中华人民共和国进出境动植物检疫法实施条例》第二十条、第三十三条。

（7）《中华人民共和国进出口商品检验法》。

（8）《中华人民共和国进出口商品检验法实施条例》。

（9）《中华人民共和国食品安全法》。

（10）《中华人民共和国食品安全法实施条例》。

（11）《中华人民共和国反恐怖主义法》第四十条。

（12）《中华人民共和国放射性污染防治法》第五十八条。

（二）实施机构

各隶属海关查验部门。

（三）法定办结时限

无。

（四）承诺办结时限

无。

（五）结果名称

查验记录。

（六）申请材料

无。

（七）办理流程

（1）进出口货物收发货人或者其代理人应及时关注报关单状态，如发现货物被海关布控查验或者收到海关查验通知后，应及时前往海关办理查验手续。

（2）查验货物时，进出口货物收发货人或者其代理人应当到场，负责按照海关要求搬移货物，开拆和重封货物的包装，并如实回答查验人员的询问以及提供必要的资料。因进出口货物所具有的特殊属性，在开启、搬运过程中容易导致货物损毁，需要查验人员在查验时予以特别注意，进出口货物收发货人或者其代理人应当在海关实施查验前声明。

（3）实施查验时需要提取货样、化验，以进一步确定或者鉴别进出口货物的品名、规格等属性的，海关依照《中华人民共和国海关化验管理办法》等有关规定办理。

（4）查验结束后，查验人员应当如实填写查验记录并签名。查验记录应当由在场的进出口货物收发货人或者其代理人签名确认。进出口货物收发货人或者其代理人拒不签名的，查验人员应当在查验记录中予以注明，并由货物所在监管场所的经营人签名证明。查验记录作为报关单的随附单证由海关保存。

（5）有下列情形之一的，海关可以对已查验货物进行复验。

① 经初次查验未能查明货物的真实属性，需要对已查验货物的某些性状做进一步确认的。

② 货物涉嫌走私违规，需要重新查验的。

③ 进出口货物收发货人对海关查验结论有异议，提出复验要求并经海关同意的。

④ 其他海关认为必要的情形。

已经参加过查验的查验人员不得参加对同一票货物的复验。

（6）对于危险品或者鲜活、易腐、易烂、易失效、易变质等不宜长期保存的货物，以及因其他特殊情况需要紧急验放的货物，经进出口货物收发货人或者其代理人申请，海关可以优先安排查验。

（7）查验应当在海关监管区内实施。因货物易受温度、静电、粉尘等自然因素影响，不宜在海关监管区内实施查验，或者因其他特殊原因，需要在海关监管区外查验的，经进出口货物收发货人或者其代理人书面申请，海关可以派员到海关监管区外实施查验。

货物查验办理流程如图 6-22 所示。

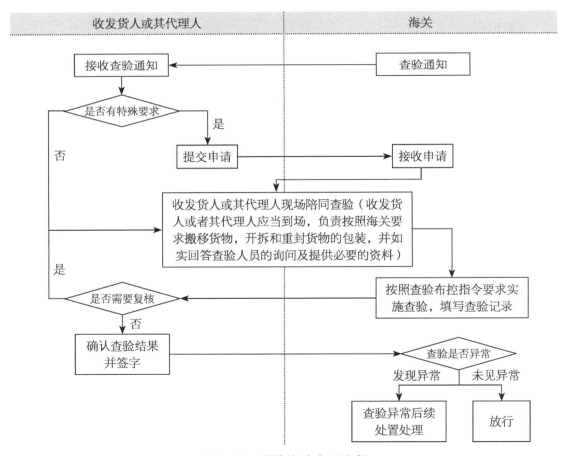

图 6-22 货物查验办理流程

（八）办理形式

窗口办理。

（九）到办理现场次数

单证资料齐全、货物运至查验场地，查验未见异常且未命中复查复验的，一次办理。

（十）审查标准

是否是进出口货物收发货人或者其代理人。

（十一）办理地点

各直属海关业务现场（链接至各直属海关网站）或拨打12360海关服务热线。

（十二）办理时间

各直属海关业务现场正常工作时间。

五、暂时进出境货物管理

（一）设定依据

《中华人民共和国海关法》第三十一条;《中华人民共和国海关暂时进出境货物管理办法》（海关总署令第233号）第三条、第十条。

（二）实施机构

现场海关。

（三）法定办结时限

无。

（四）承诺办结时限

无。

（五）结果名称

暂时进出境货物审核确认、暂时进出境货物延期。

（六）申请条件

1. 暂时进出境货物审核确认

对进出境货物是否符合《中华人民共和国海关暂时进出境货物管理办法》（海关总署令第233号）第三条所列范围进行确认。

2. 暂时进出境货物延期

暂时进出境货物应当在进出境之日起6个月内复运出境或者复运进境。

因特殊情况需要延长期限的，持证人、收发货人应当向主管地海关办理延期手续，延期最多不超过3次，每次延长期限不超过6个月。延长期届满应当复运出境、复运进境或者办理进出口手续。

国家重点工程、国家科研项目使用的暂时进出境货物以及参加展期在24个月以上展览会的展览品，在前款所规定的延长期届满后仍需要延期的，由主管地直属海关批准。

（七）申请材料

1. 暂时进出境货物审核确认

《暂时进出境货物确认申请书》原件1份；货物清单原件1份；合同或者协议原件1份；如属于展览会、交易会、会议以及类似活动中展示或者使用的货物应提供相关批准文件或证明文件原件1份，展览会邀请函原件1份，展位确认书原件1份；能够说明用途的情况说明原件1份。

2. 暂时进出境货物延期

《货物暂时进／出境延期办理单》原件1份，延期货物清单原件1份，原暂时进出境报关单复印件1份，延期原因报告原件1份，补充合同或协议原件1份，收发货人授权代理延期申请委托书原件1份，展览会延期提供原批准部门同意延期的批准文件或证明文件原件1份，延期超过3次提供国家重点工程项目、国家科研项目证明文件原件1份。

（八）办理流程

申请人登录"互联网＋海关"网上办事平台，通过"暂时进出境货物审核确认""暂时进出境货物延期"模块，按要求在网上填写《暂时进出境货物确认申请书》《货物暂时进／出境延期申请单》。

暂时进出境货物确认审核及延期流程如图6-23和图6-24所示。

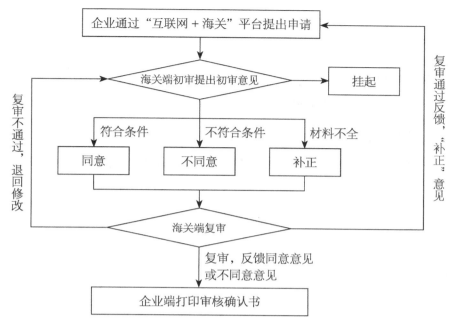

图 6-23　暂时进出境货物确认审核流程

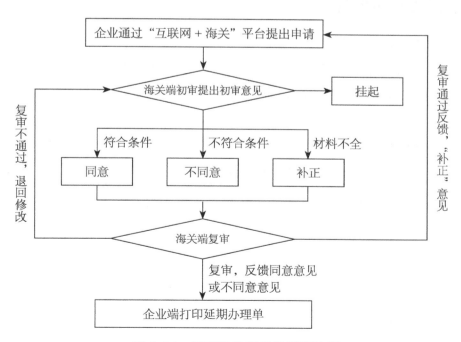

图 6-24　暂时进出境货物延期流程

（九）办理形式

网上办理或现场办理。

（十）到现场办理次数

网上办理最多 1 次，现场办理最多 2 次。

（十一）审查标准

是否符合《中华人民共和国海关暂时进出境货物管理办法》（海关总署令第 233 号）中的条件。

（十二）办理地点

登录"互联网＋海关"网上办事平台。

（十三）办理时间

各海关业务现场正常工作时间（链接至各直属海关网站）。

六、过境货物监管

（一）设定依据

《中华人民共和国海关法》第三十六条;《中华人民共和国海关对过境货物监管办法》;《中华人民共和国进出境动植物检疫法》第四章;《中华人民共和国进出境动植物检疫法实施条例》第五章。

（二）实施机构

各直属海关、隶属海关负责过境货物监管的部门。

（三）法定办结时限

无。

（四）承诺办结时限

无。

（五）结果名称

无。

（六）申请条件

无。

（七）申请材料

（1）《中华人民共和国海关过境货物报关单》（一式四份）（随附资料目录 28）。

（2）过境货物运输单据（运单、装载清单、载货清单等）（随附资料目录 32、33）。

（3）海关需要的其他单证（发票、装箱清单等）（随附资料目录 30、31）。

（八）办理流程

过境货物监管办理流程如图 6-25 所示。

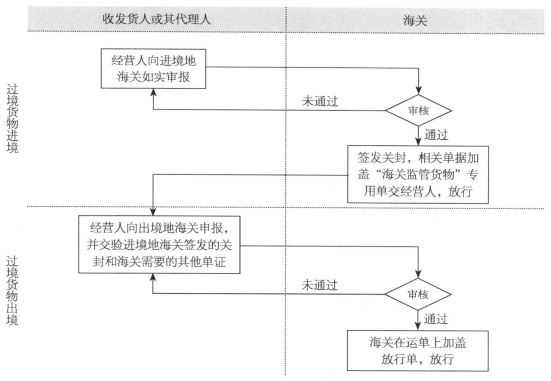

图 6-25　过境货物监管办理流程

（1）过境货物进境时，经营人应当向进境地海关如实申报。

（2）海关认为必要时，可以查验过境货物。海关在查验过境货物时，经营人或承运人应当到场，按照海关的要求负责搬移货物，开拆和重封货物的包装，并在海关查验记录上签字。

过境货物经进境地海关审核无误后，海关要在运单上加盖"海关监管货物"戳记，并将两份《过境货物报关单》和过境货物清单制作关封后加盖"海关监管货物"专用章，连同上述运单一并交经营人。经营人或承运人负责将进境地海关签发的关封完整、及时地带交出境地海关。

（3）过境货物出境时，经营人应当向出境地海关申报，并交验进境地海关签发的关封和海关需要的其他单证。过境货物经出境地海关审核无误后，由海关在运单上加盖放行章，在海关监管下出境。

（九）办理形式

窗口办理。

（十）到办理现场次数

1次。

（十一）审查标准

（1）申请人是否与权利人一致。

（2）申请材料是否齐全。

（3）申请材料是否符合要求。

（十二）办理地点

各直属海关业务现场（链接至各直属海关网站）或拨打12360海关服务热线。

（十三）办理时间

各直属海关工作时间。

七、报关单修改和撤销

（一）设定依据

《中华人民共和国海关法》第二十六条；《中华人民共和国海关进出口货物报关单修改和撤销管理办法》第三条、第四条和第十条。

（二）实施机构

各海关业务现场综合业务部门。

（三）法定办结时限

无。

（四）承诺办结时限

无。

（五）结果名称

无。

（六）申请条件

有以下情形之一的，当事人可以向原接受申报的海关办理进出口货物报关单修改或者撤销手续，海关另有规定的除外。

（1）出口货物放行后，由于装运、配载等原因造成原申报货物部分或者全部退关、变更运输工具的。

（2）进出口货物在装载、运输、存储过程中发生溢短装，或者由于不可抗力造成灭失、短损等，导致原申报数据与实际货物不符的。

（3）由于办理退补税、海关事务担保等其他海关手续而需要修改或者撤销报关单数据的。

（4）根据贸易惯例先行采用暂时价格成交、实际结算时按商检品质认定或者国际市场实际价格付款方式需要修改申报内容的。

（5）已申报进口货物办理直接退运手续，需要修改或者撤销原进口货物报关单的。

（6）由于计算机、网络系统等技术原因导致电子数据申报错误的，或由于报关员操作或者书写失误造成申报内容需要修改或者撤销的。

（七）申请材料

有以下情形之一，办理进出口货物报关单修改或者撤销手续的，当事人应当向海关提交"进出口货物报关单修改／撤销表"和以下申请材料。

（1）出口货物放行后，由于装运、配载等原因造成原申报货物部分或者全部退关、变更运输工具的，应当提交退关、变更运输工具证明材料。

（2）进出口货物在装载、运输、存储过程中发生溢短装，或者由于不可抗力造成灭失、短损等，导致原申报数据与实际货物不符的，应当提交相关部门出具的证明材料。

（3）由于办理退补税、海关事务担保等其他海关手续而需要修改或者撤销报关单数据的，应当提交签注海关意见的相关材料。

（4）根据贸易惯例先行采用暂时价格成交、实际结算时按商检品质认定或者国际市场实际价格付款方式需要修改申报内容的，应当提交全面反映贸易实际状况的发票、合同、提单、装箱单等单证，并如实提供与货物买卖有关的支付凭证以及证明申报价格真实、准确的其他商业单证、书面资料。

（5）已申报进口货物办理直接退运手续，需要修改或者撤销原进口货物报关单的，应当提交"进口货物直接退运表"。

（6）由于计算机、网络系统等技术原因导致电子数据申报错误的，应当提交计算机、网络系统运行管理方出具的说明材料。

由于报关员操作或者书写失误造成申报内容需要修改或者撤销的，当事人应提交"进出口货物报关单修改／撤销表"和下列材料：

① 可以证明进出口货物实际情况的合同、发票、装箱单、提运单或者载货清单等相关单证、证明文书；

② 详细情况说明以及相关证明材料。

（八）办理流程

当事人在"互联网＋海关"一体化网上办事平台或国际贸易"单一窗口"系统录入报关单修改或者撤销相关事项并上传相关材料电子数据；HP2015 系统接收后自动生成处理单；海关完成处置后回执反馈至"单一窗口"系统。

报关单修改和撤销办理流程如图 6-26 所示。

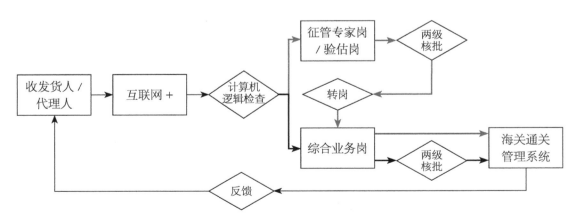

图 6-26　报关单修改和撤销办理流程

（九）办理形式

网上办理。

（十）到办理现场次数

0 次。

（十一）审查标准

申请材料准确、完整、真实、有效。

（十二）办理地点

通过互联网登录"互联网＋海关"一体化网上办事平台。

（十三）办理时间

（1）企业申请时间：24 小时。

（2）海关审核办理时间：各直属海关工作时间。

八、货物进口证明书的签发

（一）设定依据

（1）《海关总署关于建立〈没收走私汽车、摩托车证明书〉〈货物进口证明书〉通报制度的通知》。

（2）《海关总署关于印发海关〈货物进口证明书〉管理操作规程的通知》第一条、第二条。

（3）中华人民共和国海关总署公告 2015 年第 34 号。

（二）实施机构

各直属海关或由其授权的隶属海关负责证明书签发工作的部门。

（三）法定办结时限

无。

（四）承诺办结时限

无。

（五）结果名称

《货物进口证明书（汽车、摩托车）》《货物进口证明书》。

（六）申请条件

（1）申请主体：进口货物收货人或其代理人。

（2）签发的范围如下：

① 进口汽车和摩托车整车；

② 国家主管部门有特殊管理规定，明确需海关签发《证明书》的进口货物；

③ 我国所加入或缔结的国际公约要求缔约国履行签发《证明书》义务的进口货物；

④ 经海关总署审批同意签发《证明书》的其他进口货物。

签发的范围不包括：

① 暂时进境、修理物品、加工贸易、租赁贸易等将复运出境的货物（包括进口汽车和摩托车整车，下同）；

② 复运进境的原出口货物；

③ 自境外进入海关特殊监管区域或保税监管场所的保税货物；

④ 海关特殊监管区域或保税监管场所之间进出的保税货物。

出现以下情况，海关不予签发《证明书》，应按海关总署有关规定办理：

① 外国驻华使领馆、国际组织驻华代表机构及其人员、外商常驻机构及其常驻人员、其他非居民长期旅客等从境外进口的车辆；

② 我驻外使领馆工作人员离任回国进境自用车辆；

③ 人民法院判决没收并由海关执行变卖处理的进口汽车、摩托车整车；

④ 经海关依法没收的走私、无合法进口证明、利用进口五大总成非法拼（组）装等进口汽车、摩托车整车；

⑤ 超期未报关、误卸或者溢卸、放弃的并可由海关依法变卖处理的进境、进口汽车、摩托车整车；

⑥ 海关依法采取税收强制和税收保全措施处理的进口汽车、摩托车整车；

⑦ 抵缴罚款或抵缴罚没货物等值价款的进口汽车、摩托车整车；

⑧ 海关依法予以提前变卖的进口汽车、摩托车整车。

（3）进口货物已办结海关验放手续（包括留购、内销）。

（七）申请材料

对进口汽车、摩托车整车，收货人或其代理人使用报关单预录入系统补传数据功能在线提出申请并向海关补传汽车、摩托车具体数据，无须提交纸质申请材料。

对其他货物，收货人或其代理人直接至实施机构办理，无须提交纸质申请材料。

（八）办理流程

1. 汽车、摩托车

（1）海关接受进口汽车、摩托车整车的报关单电子数据申报后，收货人或其代理人使用报关单预录入系统补传数据功能在线提出申请并向海关补传汽车、摩托车具体数据。

（2）主管海关办结进口汽车、摩托车验放手续后确认补传数据正常的，且属于允许签发《货物进口证明书（汽车、摩托车）》范围的，签发《货物进口证明书（汽车、摩托车）》，并交付收货人或其代理人。

汽车、摩托车进口证明书签发业务流程如图6-27所示。

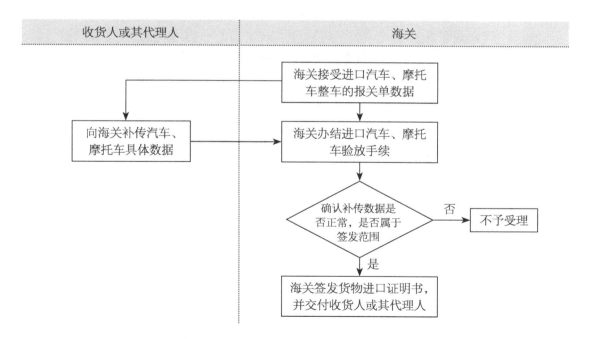

图6-27　汽车、摩托车进口证明书签发业务流程

2. 其他货物

（1）其他货物办结验放手续后，收货人或其代理人向主管海关提出证明书签发申请。

（2）主管海关确认货物已放行，且属于允许签发《货物进口证明书》范围的，签发《货物进口证明书》，并交付收货人或其代理人。

其他货物进口证明书签发业务流程如图6-28所示。

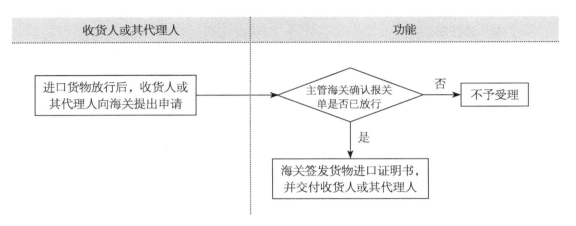

图 6-28　其他货物进口证明书签发业务流程

（九）办理形式

窗口办理（其中汽车、摩托车具体数据通过网上补传）。

（十）到现场办理次数

1次。

（十一）审查标准

申请（补传）资料填报准确、完整、真实、有效，进口货物属于签发范围且已办结验放手续。

（十二）办理地点

网上办理：登录"互联网 + 海关"一体化网上办理平台，选择"货物通关"模块，在此网上填报相关信息。

现场办理：到各主管海关《货物进口证明书》签发部门办理。

（十三）办理时间

（1）企业申请时间：24小时。

（2）海关审核办理时间：周一至周五，各直属海关或隶属海关工作时间。